ulmer

Dr. med. Barbara Bichsel | Dr. med. Julia Brönnimann

GEMMO THERAPIE

Die Kraft der Knospen

Extra:
Spagyrik als Therapie-ergänzung

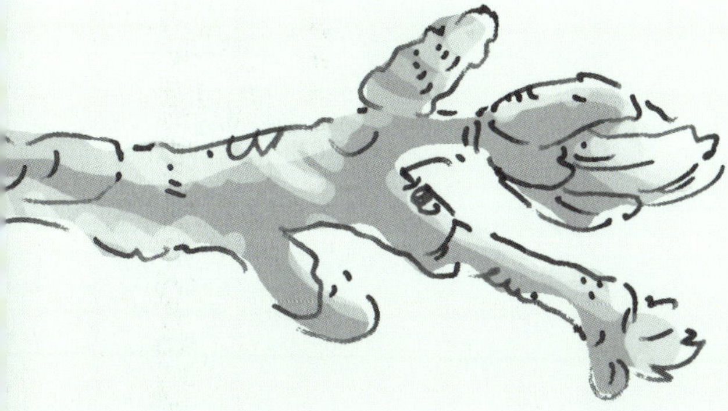

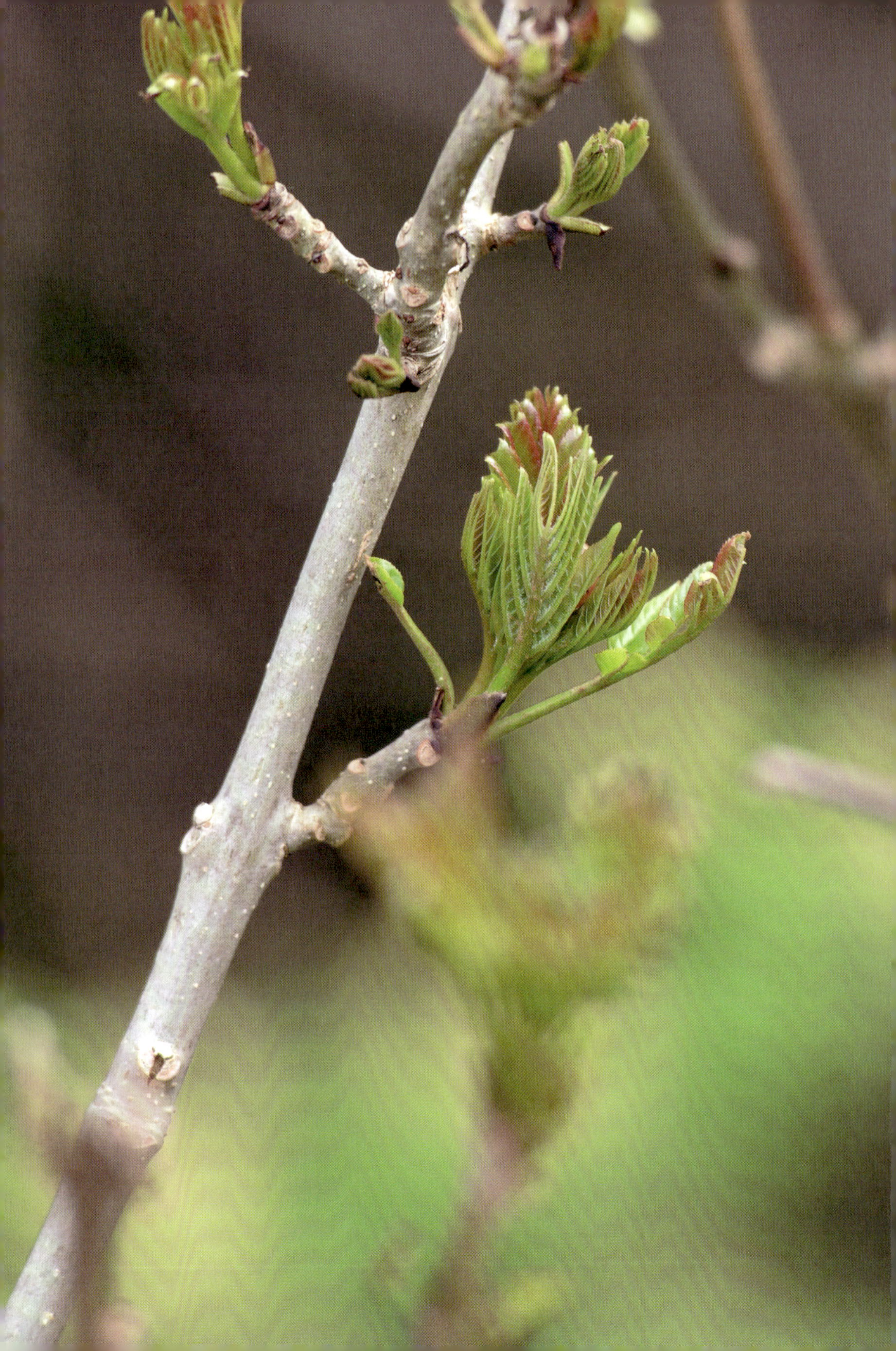

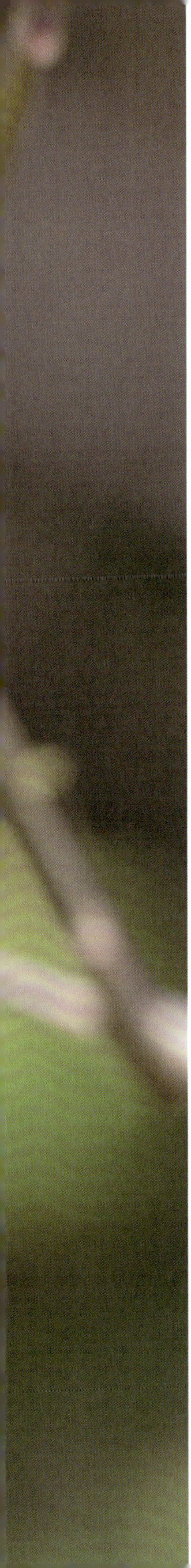

Inhalt

Vorwort

Mit diesem kleinen Ratgeber möchten wir Ihnen die wunderbare Heilkraft der Pflanzenknospen näherbringen. Die von Dr. Pol Henry begründete Gemmotherapie ist vielfältig einsetzbar und frei von Nebenwirkungen.

Die Beschreibungen der Bäume, Sträucher und Kräuter sowie die bis heute bekannten heilenden Wirkungen ihrer Knospen sind bewusst knapp gehalten, um Ihnen einen kompakten Überblick und eine gute Orientierung zu ermöglichen. Eingeflossen in dieses Werk sind unsere praktischen Erfahrungen mit den Gemmoheilmitteln im hausärztlichen Alltag. Uns beiden ist aufgefallen, dass diese Heilmittel als Ergänzung zu Arzneien der klassischen Homöopathie oder in Kombination mit anderen pflanzlichen oder chemischen Heilmitteln eingesetzt werden können. Im Laufe der Jahre stellten wir zudem fest, dass die gemeinsame Anwendung von mehreren bestimmten Knospen die Wirkung bei gewissen Krankheiten noch verstärken kann. Im Text verweisen wir auf diese vorteilhaften Zusammenstellungen.

In einem Kapitel des Buches beschreiben wir, wie Sie die Knospenmazerate selbst herstellen können. Das ist ein wunderbares Erlebnis, wenn Sie bereit sind, Zeit und Geduld mitzubringen. Sollte Ihnen der Aufwand zu groß sein oder benötigen Sie Heilmittel außerhalb der Knospensaison, sind diese selbstverständlich in der Apotheke erhältlich.

Ebenfalls enthalten ist in diesem Buch ein Exkurs in die Herstellung und die Grundlagen spagyrischer Heilmittel. Dabei wird deutlich, dass zwischen der Gemmotherapie und der Spagyrik wesentliche Unterschiede bestehen. In der Anwendung können sich diese beiden natürlichen Therapieformen aber bestens ergänzen.

Wir wünschen viel Freude beim Kennen- und Schätzenlernen der feinen Heilkräfte der Knospen.

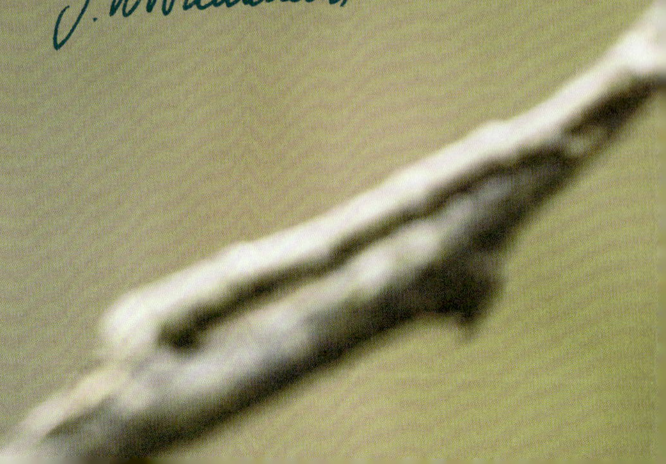

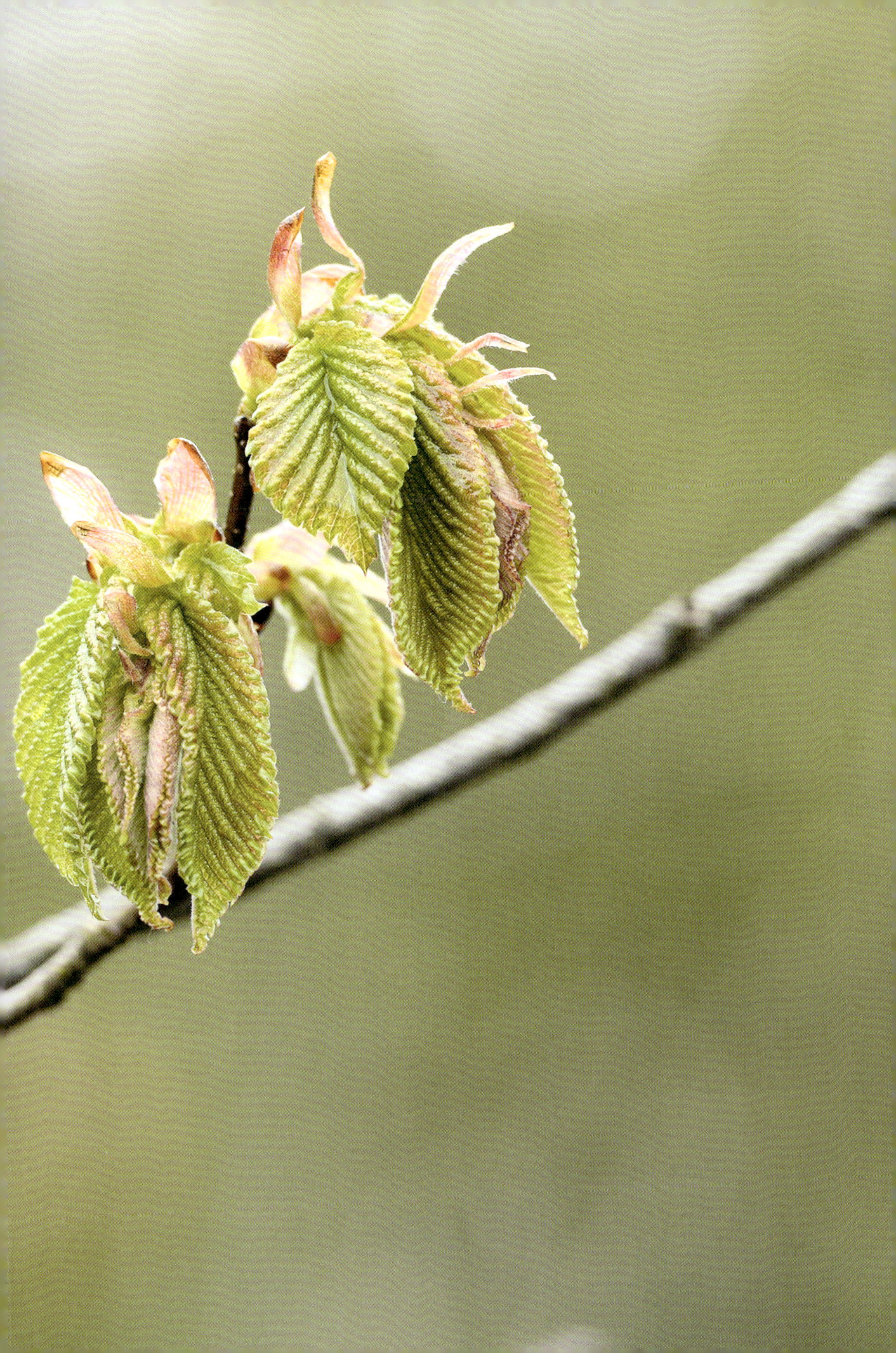

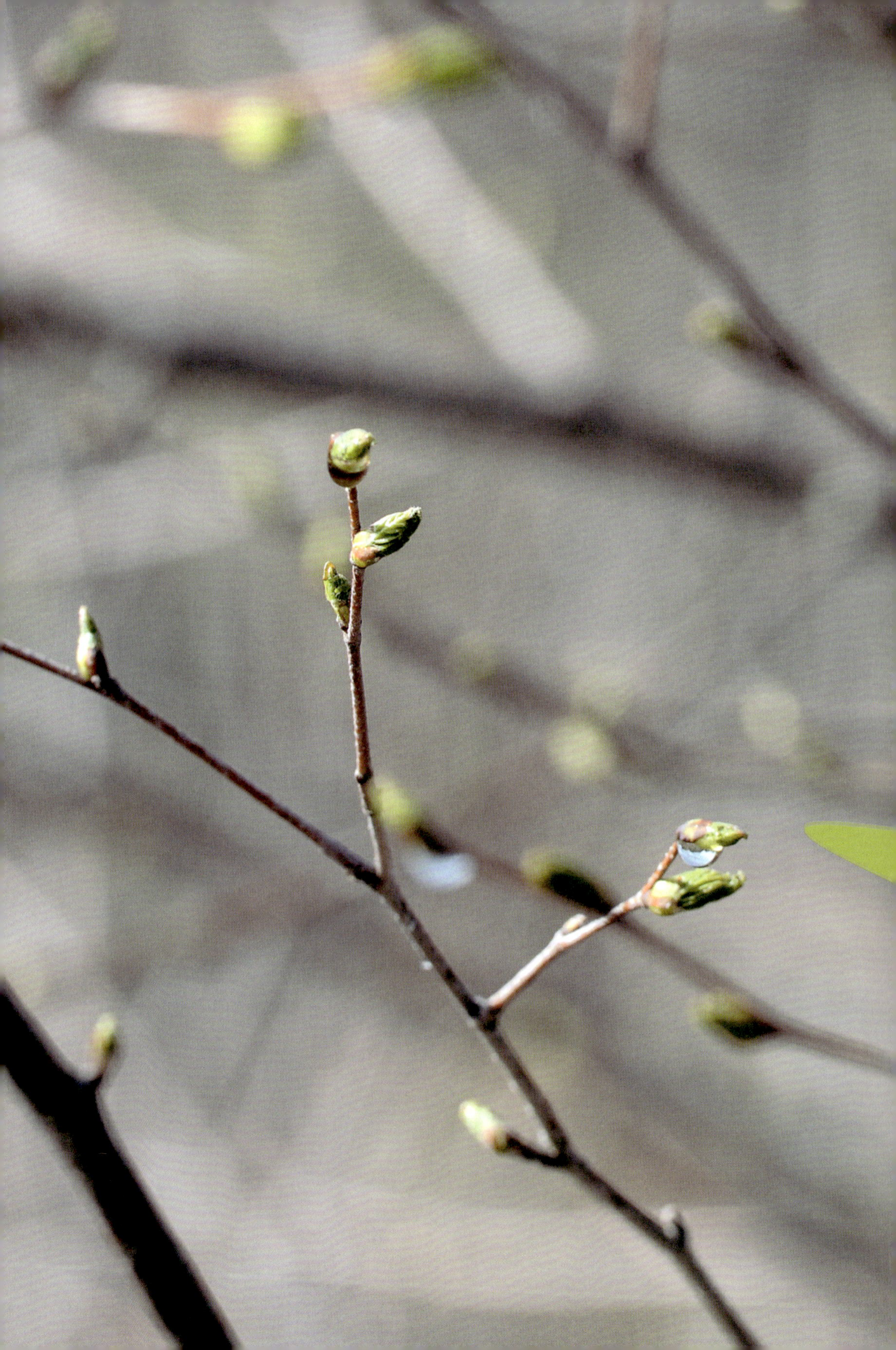

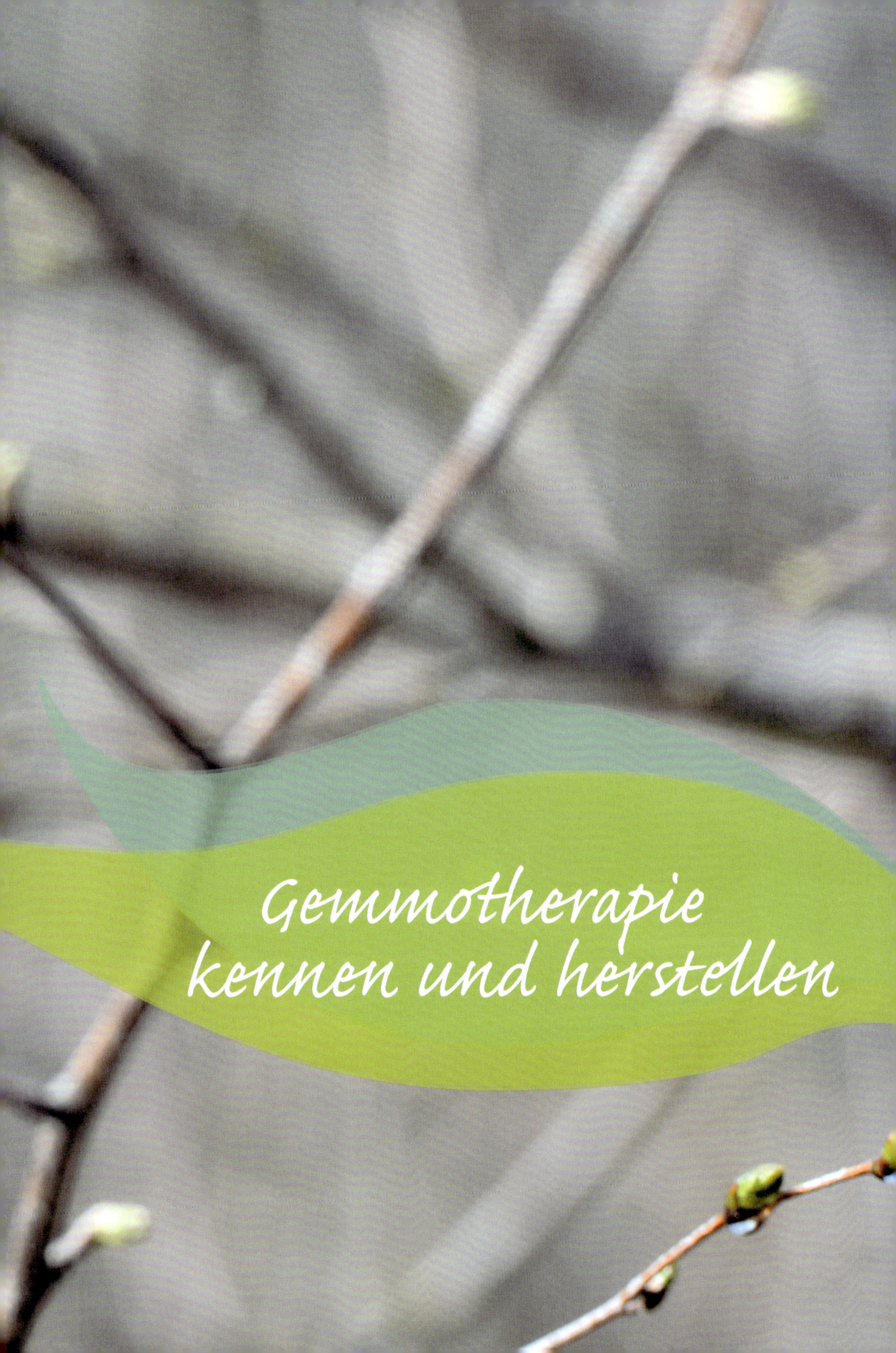
Gemmotherapie
kennen und herstellen

Die Kraft der Bäume und Sträucher

Aus Knospen, in denen die Bäume und Sträucher im zeitigen Frühjahr ihre Kräfte sammeln und verdichten, um dann neu auszuschlagen, können beruhigende, stärkende und heilende Arzneien gewonnen werden. Auf dieser Idee beruht die Gemmotherapie.

Doch nicht erst seit Begründung der Gemmotherapie, sondern von alters her besteht eine enge Beziehung von Mensch und Baum – manchmal wird sogar von einer Seelenverwandtschaft gesprochen.
Einen wesentlichen Aspekt dieser Beziehung finden wir dabei in der aufrechten Gestalt des Baumes: Bäume bilden eine zentrale Achse, einen Stamm, erheben sich vom Boden und wachsen mit ihrer Krone weit in den Himmel hinauf; dies ist innerhalb des Pflanzenreiches eine Besonderheit. Innerhalb des Tierreiches ist es der Mensch, der sich mit seinem aufrechten Gang von den anderen Säugetieren abhebt. Die symbolische Bedeutung der Aufrichtung des Baumes wurde schon frühgeschichtlich als Verbindung zwischen Erde (Wurzel) und Himmel (Krone) gesehen. Übertragen auf den Menschen sehen wir auch ihn mit den Füßen im Boden gleichermaßen verwurzelt, während er sich in der Aufrichtung dem Geistigen zuwendet.

Symbolik des Baumes

Wird die aus verschiedenen Kulturen stammende Symbolik des Baumes betrachtet, dann stehen deutlich zwei Aspekte im Vordergrund: Einerseits ist der Baum ein Sinnbild für Langlebigkeit – viele Bäume überleben mehrere Menschengenerationen – und andererseits für den ewigen Kreislauf des Absterbens und Wiederauferstehens. In seinen Knospen trägt jeder Baum die Kraft, nach der lebensfeindlich kalten Jahreszeit wieder frisches Leben, frisches Laub sprießen zu lassen.

Eben diese Kraft wird in der Gemmotherapie dem Menschen verfügbar gemacht.
Die hohe, schlanke Gestalt des Baumes betont die Aufrichtung, die Vertikale. Damit ist er in vielen Kulturen Sinnbild für die Verbindung zwischen dem Irdischen und dem Geistigen. In der Bibel wird dies mit der Jakobsleiter ausgedrückt; andere Kulturen haben vergleichbare Bilder entwickelt: So sind der Pfosten der schamanischen Jurte oder der Pfahl beim Sonnentanz der nordamerikanischen Indianer der gleichen Idee, eine Verbindung zwischen Erde und Himmel herzustellen, entsprungen. Denn sowohl die schamanische Reise als auch der Sonnentanz sind Rituale, die als Heilungszeremonien oder Initiationsriten mit dem Ziel angesehen werden, sich mit überirdischen Kräften in Verbindung zu setzen.

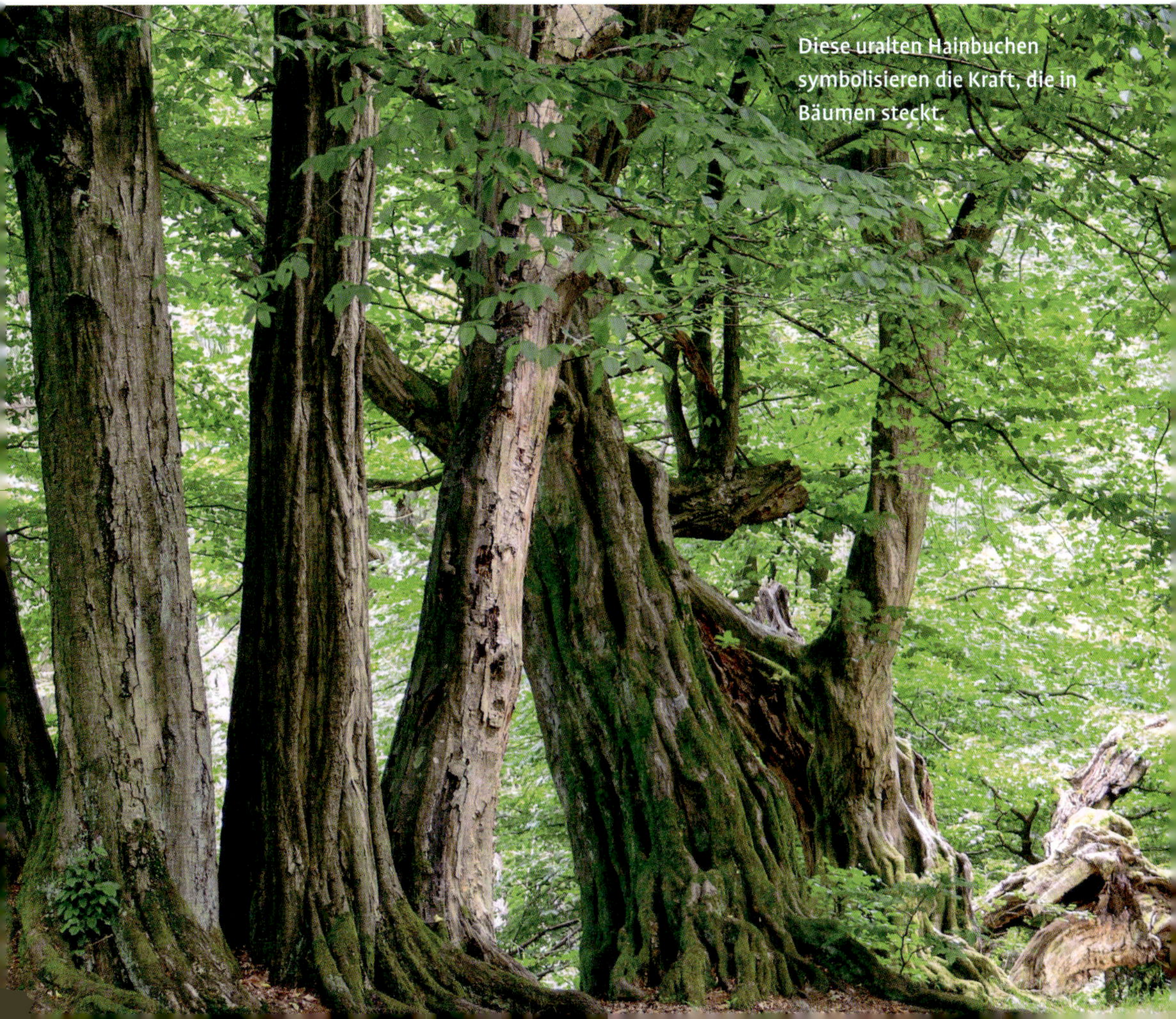

Diese uralten Hainbuchen symbolisieren die Kraft, die in Bäumen steckt.

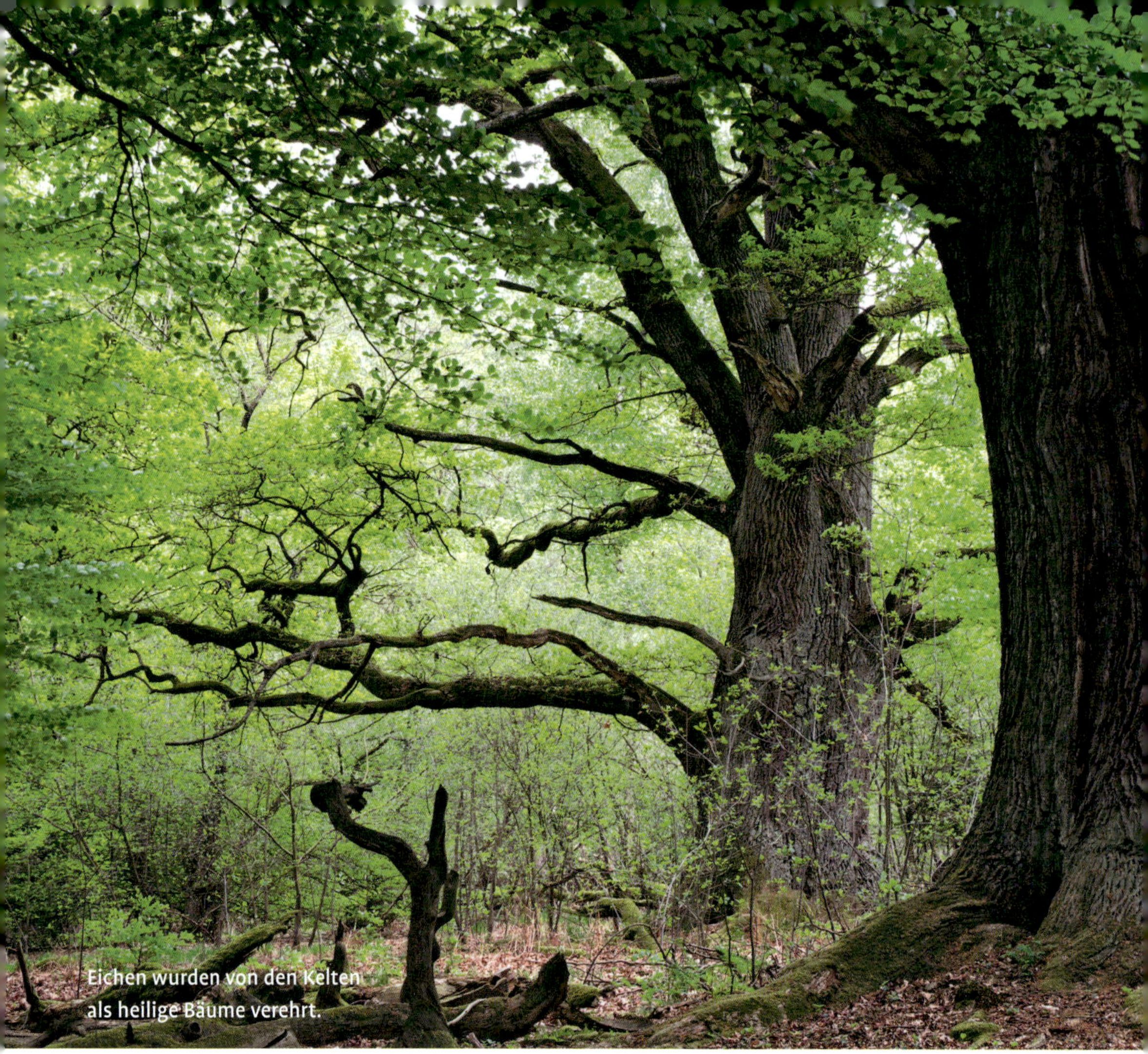

Eichen wurden von den Kelten als heilige Bäume verehrt.

Baum und Menschheitsgeschichte

In der Geschichte der Menschheit besitzt der Baum eine besondere Rolle. Die Bibel lässt Eva den Apfel vom „Baum der Erkenntnis" pflücken. Dadurch werden Adam und Eva sehend, aber sie müssen das Paradies verlassen. Die Beziehung der Bäume zur Erkenntnis, zum göttlichen Wissen, ist uns auch aus alten ägyptischen Grabzeichnungen und entzifferten Hieroglyphen übermittelt. Bäume stellten Gottheiten dar oder Götter erschienen im Baum und nährten die Menschen.
In vielen alten Kulturen werden Bäume als Urmutter der Menschen angesehen; der Mensch wird aus dem Holz eines Baumes – auffallend häufig aus der Esche – geschaffen oder entspringt als lebendiges Wesen dem Stamm des Baumes.

Heilige Bäume

In den alten nordischen Kulturen Europas wurden verschiedene Bäume als heilig betrachtet. Während den Kelten die Eiche der heiligste Baum war, verehrten die Germanen die Linde und für die Skandinavier war die Weltenesche Yggdrasil das Zentrum und der Ursprung ihrer Welt. Unter Einzelbäumen oder in heiligen Hainen wurden Versammlungen abgehalten oder es wurde gerichtet. Dabei hoffte man auf göttliche Eingebung. So wurde diesen Bäumen und Hainen eine Gottheit oder eine Seele zugeschrieben, die dem Menschen Hilfe war auf seinem irdischen Weg. Diese drei heiligen Bäume – Eiche, Linde und Esche – sind heute, dank der Entdeckung der Knospenheilkunde, wertvolle Heilmittel!
Bekannt ist auch die Geschichte des indischen Prinzen, der unter der Pappelfeige (*Ficus religiosa*) seine Erleuchtung erlebt haben soll und sich fortan Buddha nannte.
Bei den Griechen heiligten Priesterinnen oder Priester gewisse Bäume, weil nach ihrer Vorstellung eine Gottheit darin wohnte. Den einzelnen Göttern wurden passend zu ihren Charakteren bestimmte Bäume zugeteilt, wie die Eiche dem Göttervater Zeus, der Birnbaum und der Granatapfel seiner Götterfrau Hera, die Platane und die Myrthe der Göttin der Liebe, der Schönheit und des sinnlichen Begehrens, bei den Griechen Aphrodite, bei den Römern Venus genannt.

Bäume als Zivilisationsbegleiter

Plinius der Ältere, ein römischer Gelehrter, der im 1. Jahrhundert nach Christus lebte, zeigt die Bedeutung, die Bäume für unsere Zivilisation haben, sehr schön auf. Er schrieb in seinem Buch über die Natur Folgendes über die Wälder: „Lange waren die Wohltaten (der Natur) verborgen und als das höchste dem Menschen gegebene Geschenk galten Bäume und Wälder … Wälder waren die Tempel der höheren Mächte … Mit dem Holz des Baumes durchfurchen wir die Meere und nähern uns anderen Ländern, mit dem Baum bauen wir die Häuser.“ Plinius deutet hier an, dass die Menschheitsentwicklung ohne Bäume nie zur Sesshaftigkeit und zur heutigen Zivilisation geführt hätte. Das von den verschiedenen Bäumen gelieferte Holz ist ein unersetzbares Material für viele Lebensbereiche des Menschen.

Mensch und Strauch

Anders ist die Beziehung des Menschen zum Strauch. Sträucher sind Gehölze, die sich gleich auf Erdbodenhöhe verzweigen, also keinen Stamm, keine Mittelachse haben wie die Bäume.
Es gibt auch bei den Sträuchern Geschichten von Beziehungen zu Göttern und Nymphen. Vor allem in der griechischen Mythologie wurden Götter oder Menschen in Sträucher verwandelt, um sich dem Blick anderer Wesen zu entziehen oder unsterblich zu werden. Die Nymphe Leukothea wird, nachdem sie der Gott Apollo verführt hatte, von ihrem Vater zwar getötet, aber von Apollo in einen wunderbar duftenden Rosmarinstrauch verwandelt. In der Bibel hat der Strauch eine besondere Bedeutung: Gott offenbart sich im Feuerbusch. Interessant ist zudem, dass in der keltischen Sprache

der Ausdruck für „Gebüsch" identisch ist mit dem Wort „Gedanke".
Uns Menschen bieten Sträucher häufig wunderbare und vitaminreiche Früchte an. Denken wir an die Schwarze Johannisbeere, an die Feige oder an den Holunderstrauch. Auch viele der Zwergsträucher beschenken uns mit herrlichen und heilsamen Früchten wie die Heidel- oder Preiselbeeren.

Bäume in der Literatur

In der Literatur finden sich viele Hinweise auf die Bedeutung der Bäume und ihre Beziehung zum Menschen. Der römische Dichter Ovid erzählt in seinem Buch „Metamorphosen" von Verwandlungen in Not geratener Menschen in Bäume.
Friedrich Schiller weist in seinem Gedicht „Der Baum" auf die Langlebigkeit der Bäume hin:
„Der Baum, auf dem die Kinder der Sterblichen verblühn,
steinalt, nichts desto minder stets wieder jung und grün...
Er setzet neue Ringe, so oft er blühet, an,
das Alter aller Dinge zeigt er den Menschen an."
In der Schrift mit dem Titel „Bäume" fasst Hermann Hesse wesentliche Eigenschaften der Bäume zusammen. Von den Wurzeln bis in den Gipfel symbolisieren sie, was wir uns wünschen: unserem eigenen inneren Sinn zu folgen, zu werden und zu erfüllen, was in uns angelegt ist. So werden sie uns gleichsam „die eindringlichsten Prediger": „Wer ihnen zuzuhören weiß, der erfährt die Wahrheit. Sie predigen nicht Lehren und Rezepte, sie predigen, um das Einzelne unbekümmert, das Urgesetz des Lebens."
So schätzt auch Erich Kästner in seinem Gedicht „Die Wälder schweigen" die heilende Kraft der Wälder. Seine Quintessenz lautet:
„Mit Bäumen kann man wie mit Brüdern reden
und tauscht bei ihnen seine Seele um.
Die Wälder schweigen. Doch sie sind nicht stumm.
Und wer auch kommen mag, sie trösten jeden."
Philosophischer formuliert es Antoine de Saint-Exupéry:
„Mitnichten ist der Baum zuerst Same, dann Spross, dann biegsamer Stamm, dann dürres Holz. Man darf ihn nicht zerlegen, wenn man ihn kennenlernen will. Der Baum ist eine Macht, die sich langsam mit dem Himmel vermählt."

Heilende Bäume und Sträucher

Bereits im Mittelalter finden wir in der klösterlichen Literatur viele Hinweise auf die Heilkraft der Bäume und Sträucher. Viel von diesem Wissen floss in unsere heutigen Pflanzenheilkundebücher ein. Als Beispiel soll die Klosterfrau Hildegard von Bingen über die Esskastanie (*Castanea sativa*) zitiert sein: „Wer sich aus Edelkastanienholz einen Stock macht und ihn in der Hand trägt, dass sich die Hand davon erwärmt, dem werden aus dieser Erwärmung die Venen und seine Körperkräfte gestärkt. Nimm oft auch den Duft dieses Holzes auf, denn es trägt dem Gehirn Gesundheit ein."
Baumkulte blieben bis in die Neuzeit erhalten; dann wurden sie im europäischen Kulturkreis in die christliche Religion eingebaut. Im 19. Jahrhundert setzte die Erforschung der einzelnen Inhaltsstoffe der verschiedenen Bäume und Sträucher ein, die unser Wissen über die heilenden Kräfte auf andere Art erweiterte.

Ganzheitlich

In der ganzheitlich wirkenden Gemmotherapie ist neben den wissenschaftlich untersuchten Wirkungen einzelner Knospenbestandteile die Verbindung zu den mythologisch hergeleiteten Bedeutungen der Bäume und Sträucher spürbar und wesentlich.

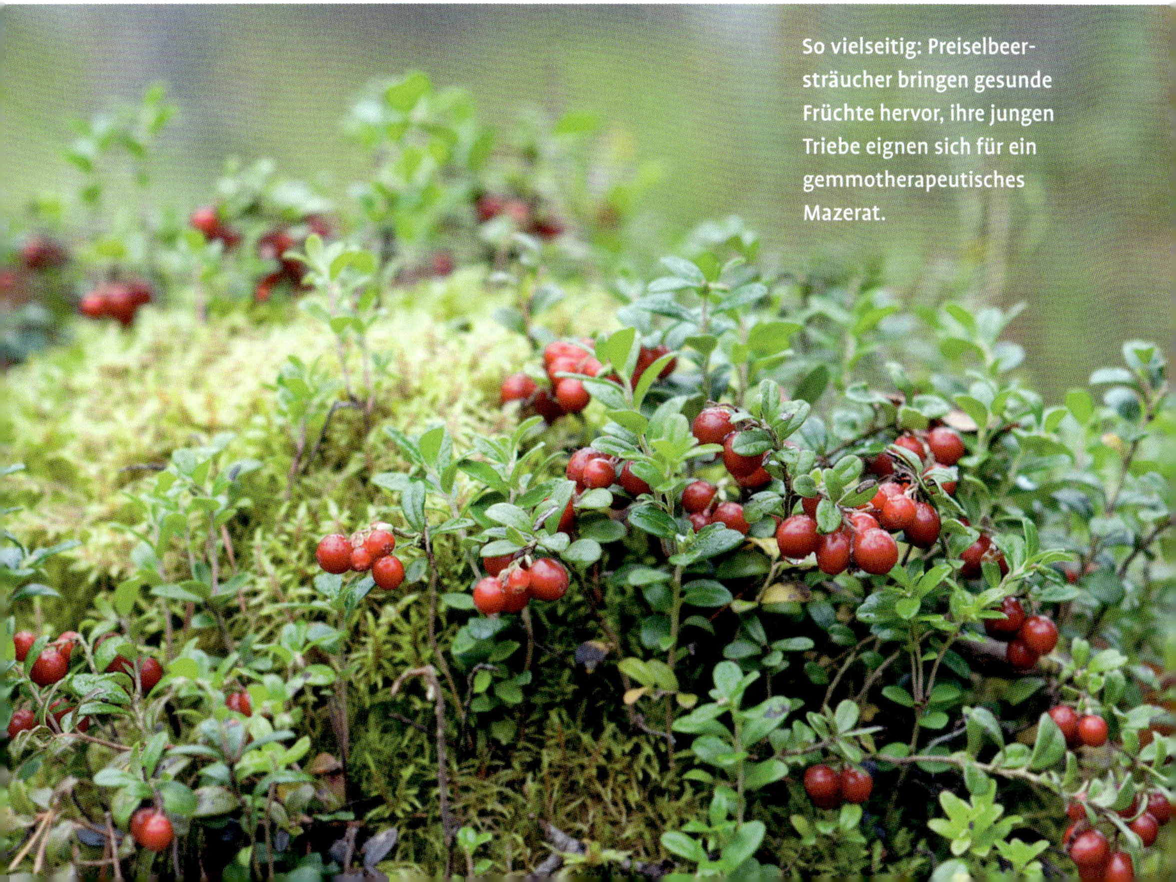

So vielseitig: Preiselbeersträucher bringen gesunde Früchte hervor, ihre jungen Triebe eignen sich für ein gemmotherapeutisches Mazerat.

Was ist Gemmotherapie?

Gemmotherapie beruht auf der genialen Entdeckung der Heilkraft, die sich in den Knospen, den winzigen Energiebündeln der Bäume und Sträucher, verbirgt. In den Knospen ist die Kraft verborgen, die eine Pflanze wachsen, sich entfalten, regenerieren und verjüngen lässt.

Es ist die Leistung von Dr. Pol Henry, der diese höchste Potenz an Vitalität dem Menschen nutzbar gemacht hat, indem er Heilmittel aus den Knospen herstellte.
Der Name „Gemmotherapie“ geht auf den französischen Arzt Max Tétau zurück. Er entlehnte ihn dem lateinischen Wort für Knospe: „Gemma“.

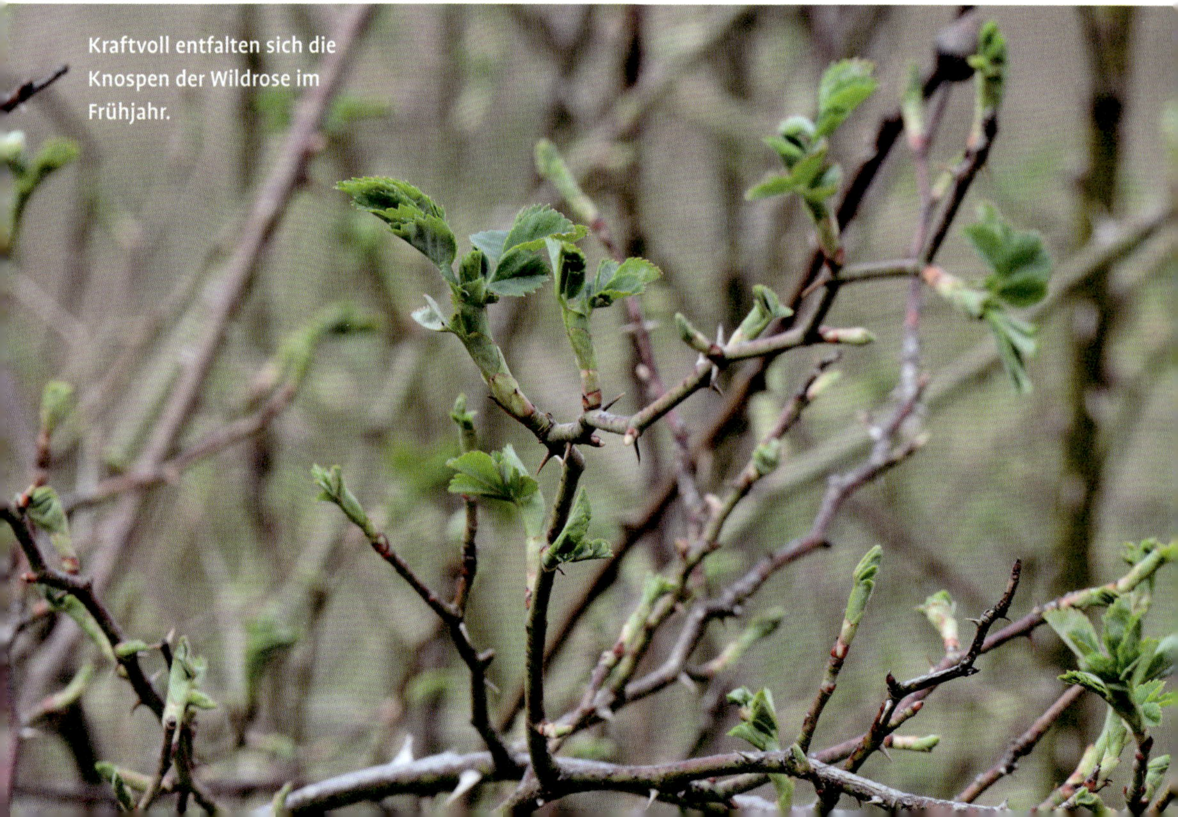

Kraftvoll entfalten sich die Knospen der Wildrose im Frühjahr.

Zur Herstellung der Gemmomittel wird ausschließlich das „Lebendigste" der Pflanze, werden nämlich die frischen Knospen, die Triebspitzen und jungen Schösslinge verwendet.
Es sind also weder Blüten noch Früchte oder Blätter, sondern nur deren Knospen. In ihnen steckt die ganze Kraft zum Wachsen und zur Ausbildung der Pflanzengestalt.

Geschichte der Gemmotherapie

Bereits im Mittelalter wurden die Menschen auf die Wirkung der Knospen aufmerksam, doch fehlten ihnen die Möglichkeiten, die Auszüge über längere Zeit aufbewahren zu können. Vor allem die Pappelknospen wurden schon in alter Zeit arzneilich genutzt. In früheren Arzneibüchern findet man die Anleitung zur Herstellung der Unguentum populii, der Pappelsalbe.
Der junge belgische Arzt Dr. Pol Henry befasste sich anfangs mit diversen Untersuchungen von Pflanzenknospen und jungen Triebspitzen. Er interessierte sich für die Forschungsarbeiten des Schweizer Arztes Dr. Paul Niehans (1882–1971), dem Erfinder der Frischzellentherapie. Bei dieser heute nicht mehr angewandten Therapieform wurden dem Menschen tierische Embryonalzellen in der Absicht injiziert, die körpereigene Immunabwehr zu stimulieren und chronische Krankheiten zu lindern. Dr. Pol Henry wollte in Analogie eine Therapieform mit pflanzlichen Embryonalzellen entwickeln.
In seiner ersten Hypothese nahm er an, dass in den Knospen, die ja aus vielen teilungsaktiven Zellen bestehen, das ganze Erbgut des Baumes oder Strauches stecken muss. Diese Hypothese wurde später (1952) durch die Entdeckung der DNA bestätigt.
Pol Henrys Untersuchungen zeigten, dass er nicht, wie bis dahin in der Pflanzenheilkunde üblich, nur mit Alkohol einen Auszug bereiten konnte, sondern dass sich aus einem ausgewogenen Gemisch aus Alkohol, Wasser und Glycerin viel mehr Inhaltsstoffe aus den Knospen herauslösen lassen und diese Mischung auch stabil bleibt. Seine Entdeckung war es also, die wertvolle Essenz bestmöglich aus den Pflanzenknospen herauszulösen und dieses Kraftkonzentrat haltbar zu machen. Der erste Extrakt, der von Pol Henry eingehend untersucht wurde, war jener der Moorbirke. Er konnte hier eine starke Ausleitungswirkung beobachten. Es folgten weitere Versuche,

Dr. Pol Henry – Begründer der Gemmotherapie

Pol Henry wurde am 22. Oktober 1918 in Profondeville in Belgien geboren. Er studierte in Brüssel und Gent Medizin (1940–1945) und promovierte während des 2. Weltkriegs. Der Homöopathie und Phytotherapie sehr zugetan, war er auch ein großer Naturbeobachter. Nach einigen Versuchen entwickelte er eine eigene neue Therapierichtung, die auf der Verwendung von jungen, frischen Knospen und Triebspitzen basierte. Er gilt als der Begründer der „Phytoembryotherapie" wie er seine Therapieform mit den Knospen zuerst nannte. Jahre später kreierte der französische Arzt Dr. Tétau den heute noch gebräuchlichen Begriff „Gemmotherapie".
Durch seine wissenschaftlichen Publikationen erreichte Dr. Pol Henry internationale Anerkennung und Bekanntheit. Er starb am 7. Oktober 1988 kurz vor seinem 70. Geburstag.

unter anderem mit verschiedenen Lindenarten. Aufgrund all dieser Untersuchungen konnte gezeigt werden, dass der Gehalt an Aminosäuren – wichtige Eiweißbausteine – in den Knospen um ein Etliches höher liegt als zum Beispiel später in den Blättern. Auch fand man in den Knospen die Wachstumshormone Auxin, Gibberellin und Cytokinin, weitere Inhaltsstoffe wie die Flavonoide Hyperosid, Rutin und Quercetin sowie Vitamin C.

Glycerolmazerate als Arzneimittel

Die Herstellung der Glycerolmazerate zur Gemmotherapie fand 1956 Einzug in die Pharmacopée française, das offizielle französische Arzneibuch. Die Knospenmazerate erhielten damit den Status eines homöopathischen Arzneimittels, weil die Präparate bei der Herstellung ähnlich wie bei homöopathischen Arzneien verarbeitet werden. Lange Zeit durften nur Franzosen, Belgier und Schweizer diese Arzneien herstellen. Seit der Aufnahme der Herstellvorschrift in die Pharmacopoea Europaea ist es auch deutschen und anderen europäischen Firmen erlaubt, gemmotherapeutische Arzneien zu produzieren.

Ein wenig Knospenbotanik

In der Knospe ist sämtliche Information enthalten, die eine Pflanze braucht, um wachsen, sich differenzieren und entwickeln zu können und somit ihre Gestalt auszubilden. Bei den Bäumen, Sträuchern und mehrjährigen Kräutern enthält die Knospe die Anlage für den nächstjährigen Jahrestrieb, also den Spross, die Blätter und die Blüten.

Die Knospe wird im Laufe des Sommers oder Herbstes des Vorjahres ausgebildet. Eine mehrschichtige Hülle von Schuppen schützt die zarten Spross- und Blattanlagen im Winter. Bei gewissen Arten wird die Schuppenhülle noch durch Harz oder harzähnlichen, klebrigen Balsam abgedichtet. Bei anderen Arten erzielt eine filzige Behaarung der Knospenschuppen die gleiche Wirkung. Dies schützt vor dem Austrocknen, aber auch vor Kälte oder sogar vorzeitiger Erwärmung. Bei verfrühtem Austreiben würden die jungen Blätter oder Blüten dem Spätfrost zum Opfer fallen. Die Knospen am Ende eines

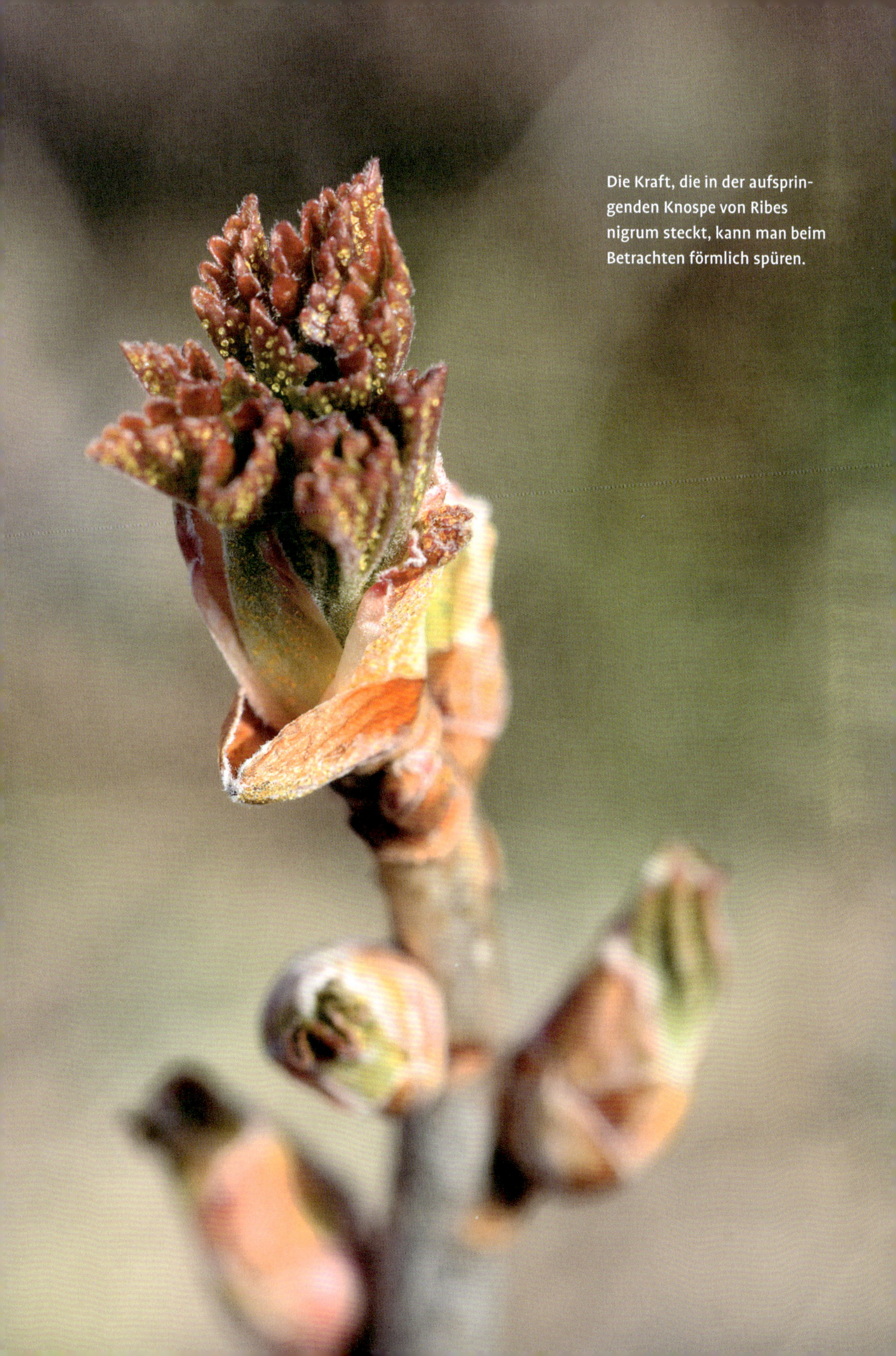

Die Kraft, die in der aufspringenden Knospe von Ribes nigrum steckt, kann man beim Betrachten förmlich spüren.

Triebes wie auch die Blütenknospen sind häufig etwas größer als die Seitenknospen.
In der Pflanzenknospe sind verschiedene Inhaltsstoffe enthalten; neben Pflanzenhormonen enthalten sie verschiedene Eiweißbausteine (Aminosäuren), Mineralien und Vitamine.

PFLANZENHORMONE

Wann die Knospe zu treiben beginnt, ist artspezifisch. Birke und Hasel treiben zeitig im Frühling, während Eiche und Esche noch einige weitere Wochen in Winterruhe verharren. Der Austrieb ist aber auch von den jeweiligen Frühlingstemperaturen abhängig.
Das Austreiben der Knospen wird durch die Pflanzen- oder Phytohormone gesteuert. Somit sind diese – dank der Gemmotherapie auch für den Menschen – wertvollen Botenstoffe zum Zeitpunkt des Anschwellens der Knospe in der höchsten Konzentration enthalten.
Die wichtigsten Pflanzenhormone heißen Auxin, Gibberellin und Cytokinin. Der Name Hormon kommt vom griechischen Wort für Anstoß oder Antrieb. Dies ist auch die Aufgabe der Phytohormone: Sie regulieren, stimulieren oder hemmen die Entwicklung der einzelnen Teile der Pflanze. Während die einen eher das Größenwachstum anregen, haben andere Einfluss auf die Zellteilung und die Differenzierung der einzelnen Pflanzenzellen. So wird beispielsweise auch der Blütezeitpunkt reguliert und das Altern und Absterben der Blätter durch ihr Zusammenspiel beeinflusst. Insgesamt steuern die Pflanzenhormone den Stoffwechsel, das Wachstum und die Entwicklung der Form der Pflanzen.

Pflanzenhormone – ihre Wirkung beim Menschen

Die Pflanzenhormone sind verantwortlich für viele der Wirkungen der Knospenheilmittel beim Menschen. Sie regen die ausgleichenden Vorgänge an und regulieren das durch die Krankheit verloren gegangene Gleichgewicht. Je nach Pflanze entwickelt sich die Wirkung in einem anderen Bereich des menschlichen Organismus.

SEKUNDÄRE PFLANZENSTOFFE

Die jungen, zarten Knospen, die für die Gemmotherapie verwendet werden, sind wahre Kraftbündel: Sie enthalten neben den Phytohormonen reichlich Eiweiße und ihre Vorstufen, aber noch keine sogenannten sekundären Pflanzenstoffe. Diese entstehen erst im Laufe des weiteren Wachstums. Sekundäre Pflanzenstoffe liefern für den Menschen einerseits wichtige Bestandteile für pflanzliche Heilmittel, aber viele dieser Stoffe können für den menschlichen Organismus auch giftig sein.

Wissenschaftliche Hintergründe der Gemmotherapie

Eine Besonderheit der Gemmotherapie und ihres therapeutischen Einsatzes nach Dr. Pol Henry ist die Orientierung an den Krankheitsstadien und den charakteristischen Veränderungen der Bluteiweiße in den entsprechenden Stadien.

DIE KRANKHEITSSTADIEN

Eine Krankheit kann verschiedene Stadien durchlaufen; in jedem Stadium kann es zu einer vollständigen Ausheilung kommen. Auf das Akutstadium folgt, sofern die Erkrankung nicht ausheilt, das Stadium der chronischen Krankheit. Wird dieses nicht erfolgreich therapiert, schließt sich das Erschöpfungsstadium an.
Manche Mittel wirken in einem bestimmten Krankheitsstadium besonders gut. Daher ist es sinnvoll, die Stadien zu kennen und sie unterscheiden zu können:

- Jede Krankheit beginnt mit den ersten Anzeichen, einem Kratzen im Hals, einem Kribbeln in der Nase, schweren Beinen, leichten Kopfschmerzen oder einem der zahlreichen anderen kleinen Zeichen, die wir alle kennen und die uns darauf hinweisen, dass eine Erkrankung im Anzug ist. Gelingt es unserem Abwehrsystem nicht, die Krankheitserreger einzudämmen oder das gestörte Gleichgewicht wiederherzustellen, verstärken sich diese ersten kleinen Vorboten und werden deutlicher. Dieses erste Krankheitsstadium nennen wir **Akutstadium**.
- Findet hier keine Ausheilung statt, schließt sich daran das **Chronifizierungsstadium** an. Jetzt ist es höchste Zeit, einen Arzt oder Heilpraktiker hinzuzuziehen – Selbstbehandlung ist nun nicht mehr ratsam!
  Möglicherweise sind die Krankheitszeichen weniger heftig und deutlich als im vorigen Stadium. Aber die Ruhe ist trügerisch, denn die Krankheit nistet sich im menschlichen Körper ein, nimmt sozusagen Besitz von ihm. Wir leben mit den Krankheitssymptomen. Das chronische Stadium kann unbehandelt mehrere Jahre anhalten.
- Gelingt es dem Körper trotz geeigneter Behandlung nicht, dieses chronische Stadium zu überwinden, folgt zwangs-

Grenzen der Selbstbehandlung

Selbstbehandlung ist höchstens im Akutstadium möglich. Spätestens ab dem chronischen Stadium sollten Sie einen Arzt oder Heilpraktiker hinzuziehen.

läufig das **Erschöpfungsstadium**. Der Organismus benötigt nun ganz spezielle Heilmittel, um das tief gestörte Gleichgewicht zurückzugewinnen und langsam wieder zu Lebendigkeit und Kraft zu finden.

DIE VERÄNDERUNG DER BLUTEIWEISSE

Bei jeder Erkrankung verändert sich die Zusammensetzung der Bluteiweiße, und zwar je nach Krankheitsphase in spezifischer Weise. Diese messbare Veränderung dient dem Arzt sozusagen als Richtwert, um die Krankheitsphase und die Schwere der Erkrankung zu erkennen.
Dr. Pol Henry wusste um diese Veränderung der Bluteiweiße. Er zog daraus den Schluss, dass jedes Stadium besondere Arzneien benötigt. Also untersuchte er die Veränderungen der Bluteiweiße bei gezielter Gabe einzelner Gemmotherapeutika und konnte seine Theorie bestätigt finden.
Was lag nun näher, als die Gemmomittel genau entsprechend ihrer Stärken mit der passenden Krankheitsphase zu verbinden:

- Im **Akutstadium** sind die Alpha-Globuline erhöht. Dieses Stadium dauert, ohne sichtbare Besserung, in der Regel zwei Wochen. Findet in diesen zwei Wochen keine komplette Ausheilung statt, dann ist weitere zwei Wochen ein deutlicher Anstieg der Beta-Globuline bei gleichzeitigem Absinken der Alpha-Globuline zu beobachten. Charakteristisch für dieses Stadium sind die etwas milderen Symptome, seltener das Auftreten neuer Beschwerden.
- Vier Wochen nach Krankheitsbeginn sinken die Beta-Globuline ab und die Gamma-Globuline steigen deutlich an. Damit ist das **chronische Stadium** erreicht. Die meisten Krankheiten entwickeln sich hier langsam weiter, meistens über Jahre hinweg. Die Menschen fühlen sich permanent kränklich, die Symptome verschwinden nicht mehr.
- Durch die zunehmende Belastung der körperlichen Ressourcen erreichen die Patienten in einem weit fortgeschrittenen Krankheitsverlauf das letzte Stadium, das Erschöpfungsstadium, das von Dr. Pol Henry als **Euglobulin-Stadium** beschrieben wurde. Hier ist die Reaktionsfähigkeit des Organismus bereits stark eingeschränkt. Dies ist charakteristisch für sehr schwere oder lange anhaltende Krankheiten ohne nennenswerte Verbesserungen des Krankheits- oder Allgemeinzustands.

DIE LEBENSGEMEINSCHAFTEN ODER BIOTOPE

Die Gemmomittel, so die Forschung und Erfahrung von Dr. Pol Henry, wirken normalisierend auf die in den oben beschriebenen Krankheitsstadien veränderten Alpha-, Beta- und Gamma-Globuline. Diese an sich schon bahnbrechende Entdeckung nutzte Dr. Pol Henry nun, um Gruppen von Bäumen und Sträuchern zu bestimmen, die sich für jedes Krankheitsstadium besonders gut eignen. Er nannte diese Gruppen „Biotope", in Anlehnung an die Biotop genannten Lebensräume, in denen bestimmte Gemeinschaften von Pflanzen und Tieren leben. Ihm war nämlich aufgefallen, dass die Knospen der Bäume und Sträucher, die in denselben Lebensräumen vorkommen, meistens die gleichen Veränderungen der Bluteiweiße beim Menschen bewirken. So helfen in feuchten Lebensräumen wachsende Pflanzen vor allem bei akuten Erkrankungen, während Pflanzen, die an ausgesprochen trockenen und nährstoffarmen Standorten leben, bei chronischen Erkrankungen bis hin zum Erschöpfungsstadium hilfreich sein können.

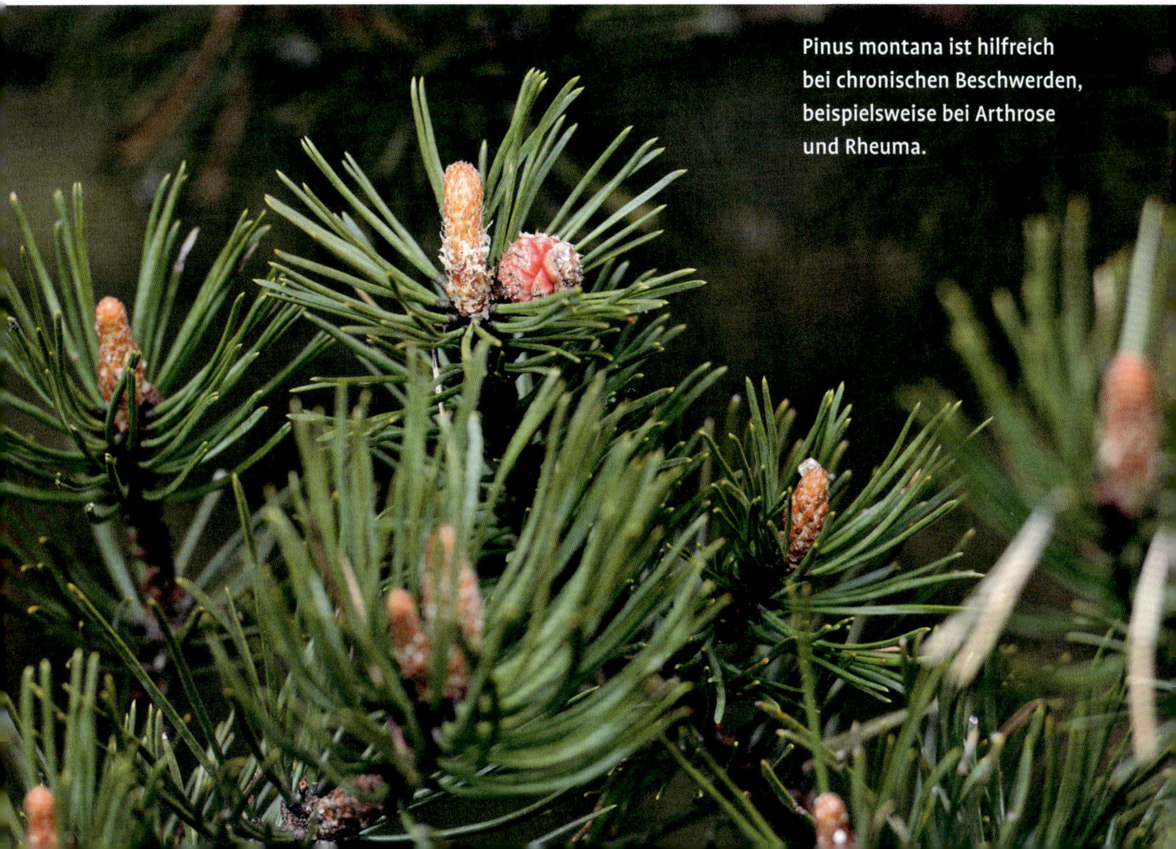

Pinus montana ist hilfreich bei chronischen Beschwerden, beispielsweise bei Arthrose und Rheuma.

Die folgenden Biotop-Gruppen von Pol Henry sind den Krankheitsstadien ähnlich und somit genau in diesem Sinne anwendbar:

Stadien und Biotope

Die Theorie der Krankheitsstadien in Kombination mit dem entsprechenden Lebensraum oder Biotop macht aus der Gemmotherapie ein äußerst effizientes Werkzeug zur individuellen Behandlung von erkrankten Menschen.

- Im **Akutstadium** dominieren Erle (*Alnus glutinosa*), Hainbuche (*Carpinus betulus*) sowie die Schwarze Johannisbeere (*Ribes nigrum*).
- Das sogenannte **Subakutstadium**, das sich an das Akutstadium anschließt, benötigt Pflanzen wie Birke (*Betula*) und Hasel (*Corylus avellana*).
- Im **chronischen Stadium** sind Pflanzen wie Wacholder (*Juniperus communis*), Edelkastanie (*Castanea sativa*), Weinrebe (*Vitis vinifera*), Olivenbaum (*Olea europaea*) und Bergkiefer (*Pinus montana*) gefragt.
- Für das **Euglobulin-Stadium** gibt es keinen spezifischen Leitbaum. Hier wirken vor allem die anspruchsarmen Heidekrautgewächse wie die Preiselbeere (*Vaccinium vitis-idaea*) und das Heidekraut (*Calluna vulgaris*) sowie alchemistische Aufarbeitungen von Heilkräutern samt ihren Mineralsalzen (Spagyrik).

Wie wirkt die Gemmotherapie?

Die naturheilkundliche Erfahrung zeigt, dass die Glycerolmazerate den Organismus bei der Wiederherstellung des Gleichgewichts unterstützen. Sie helfen, Schadstoffe auszuleiten und gestörte Funktionen zu harmonisieren.

Insbesondere veranlassen die Glycerolmazerate eine Veränderung der Bluteiweiße und stimulieren so die Immunabwehr. Gemmomittel werden mehrmals täglich über Tage oder Wochen über die saubere Mundschleimhaut appliziert. Weitere Anwendungsmöglichkeiten werden unten erwähnt. Eine Vielzahl akuter Krankheiten können sie so günstig beeinflussen und bewirken dadurch, dass die Erkrankung nicht chronisch wird. Bei bereits chronischen Erkrankungen regen die Heilmittel die Selbstheilungskräfte an und unterstützen sanft und nachhaltig den Heilungsprozess.

Sie können als alleinige Therapie oder aber parallel zu einer konventionell schulmedizinischen oder einer komplementären homöopathischen oder spagyrischen Behandlung eingesetzt werden. Sie ergänzen und vervollständigen die anderen Behandlungsmethoden.

UNTERSCHIEDE ZU ANDEREN METHODEN

Von anderen Methoden, wie der Pflanzenheilkunde, der Homöopathie oder der Spagyrik, unterscheidet sich die Gemmotherapie durch die Wirkebene:

- Die Pflanzenheilkunde wirkt vorwiegend im stofflichen Bereich. Hier geht es um den **Wirkstoff**.
- Die Gemmotherapie und die Spagyrik sprechen die funktionelle Ebene und ganze Organsysteme an, wie zum Beispiel das Immunsystem, die Ausscheidungsorgane, den Stoffwechsel sowie die verschiedenen Hormonsysteme (Sexualhormone, Schilddrüsenhormone, Nebennierenhormone und Wachstumshormone). Hier geht es um das **Wirkprinzip**.
- Die Homöopathie hat ihren Schwerpunkt im Bereich der energetischen Ebene. Hier geht es um die **Wirkkraft**, die dem Organismus eine energetische Information überbringt.

Die Einteilung der Heilmethoden auf die Wirkebenen ist keineswegs wertend. Es ist sogar bereichernd für den Patienten, wenn Therapeutika aus verschiedenen Wirkebenen kombiniert werden.

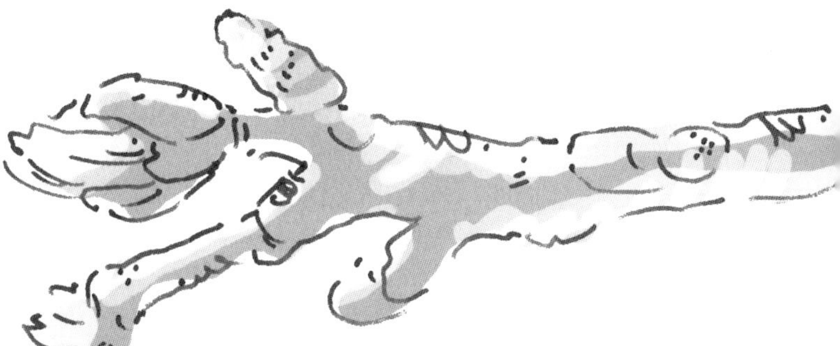

Gemmomazerate selbst herstellen

Sie möchten gerne Ihr eigenes Gemmomittel herstellen? Das ist gut möglich, wenn Sie ein paar Voraussetzungen mitbringen: Pflanzenkenntnis, Sorgfalt, Zeit und Geduld. Und Sie sollten gern in die Natur gehen, denn diese genau zu beobachten, ist Teil des Ganzen.

Mit der Vorbereitung beginnen Sie schon im Sommer oder Herbst, wenn die Bäume und Sträucher, aus deren Knospen im kommenden Frühjahr ein Gemmomittel hergestellt werden soll, voll im Laub stehen bzw. schon Früchte tragen. Jetzt können Sie die Baum- und Straucharten leicht bestimmen.
Sie kennzeichnen die entsprechenden Bäume dann einfach mit wetterfestem Material, zum Beispiel einem farbigen Bändchen. Denn im Frühjahr, beim Austrieb der Knospen, ist die Unterscheidung deutlich schwieriger: Die Blätter sind dann noch nicht ausgebildet; sie müssten sich an der Rinde oder der Form der Knospen orientieren, um Ihren gesuchten Baum unter ähnlichen korrekt zu bestimmen.
Wenn die Herbstarbeit erledigt ist, dürfen auch Sie selbst in den Winterschlaf gehen, um Kräfte für die Arbeit des Frühjahrs zu sammeln. Denn sobald sich die ersten Frühlingsanzeichen zeigen, besuchen Sie die gekennzeichneten Bäume möglichst oft, um zu beobachten, wann genau der richtige Zeitpunkt für die Knospenernte gekommen ist. Dieser magische Zeitpunkt ist eingetreten, wenn die Knospen beginnen, sich zu öffnen, und das erste Grün deutlich sichtbar ist. Im Porträtteil ab Seite 36 finden Sie Fotos der Knospen aller Arten im optimalen Erntestadium.
Wie wir es weiter oben erwähnt haben, sind die sekundären Pflanzenstoffe, die giftige Bestandteile darstellen können, im Knospenstadium noch nicht entwickelt. Daher ist es so wichtig, bei der Ernte nur die Knospen zu verwenden, die gerade im Moment des Aufspringens sind. Dieser Erntezeitpunkt ist extrem kurz, darum sollten Sie Ihren Baum oder Strauch genau beobachten.

Bäume und Sträucher bestimmen

Damit Sie die richtigen Bäume sicher erkennen, können Sie sich an den Klappeninnenseiten dieses Buches orientieren – zusätzlich empfehlen wir Ihnen, ein gutes Bestimmungsbuch oder einen fachkundigen Bekannten zu konsultieren.

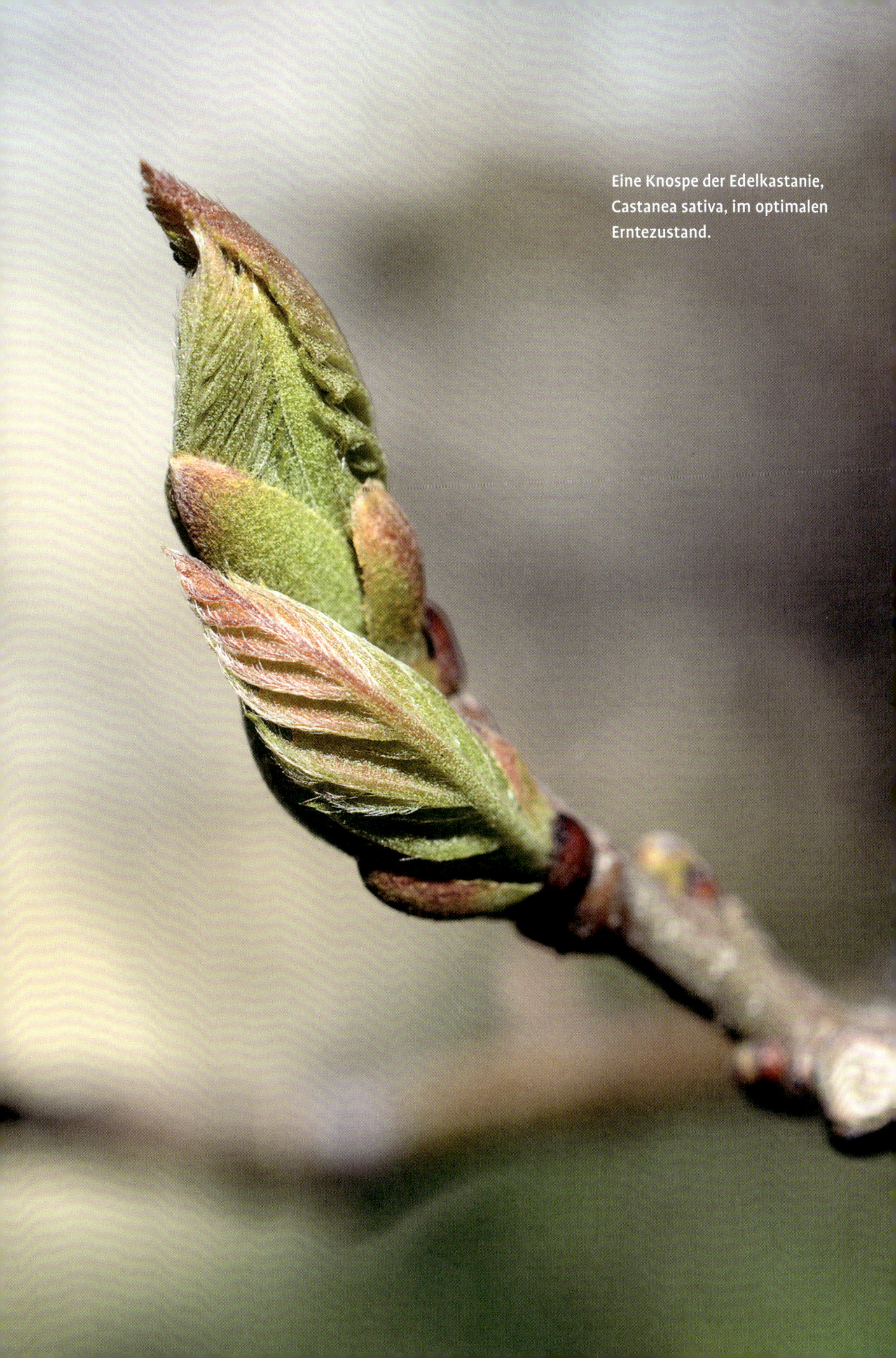

Eine Knospe der Edelkastanie, Castanea sativa, im optimalen Erntezustand.

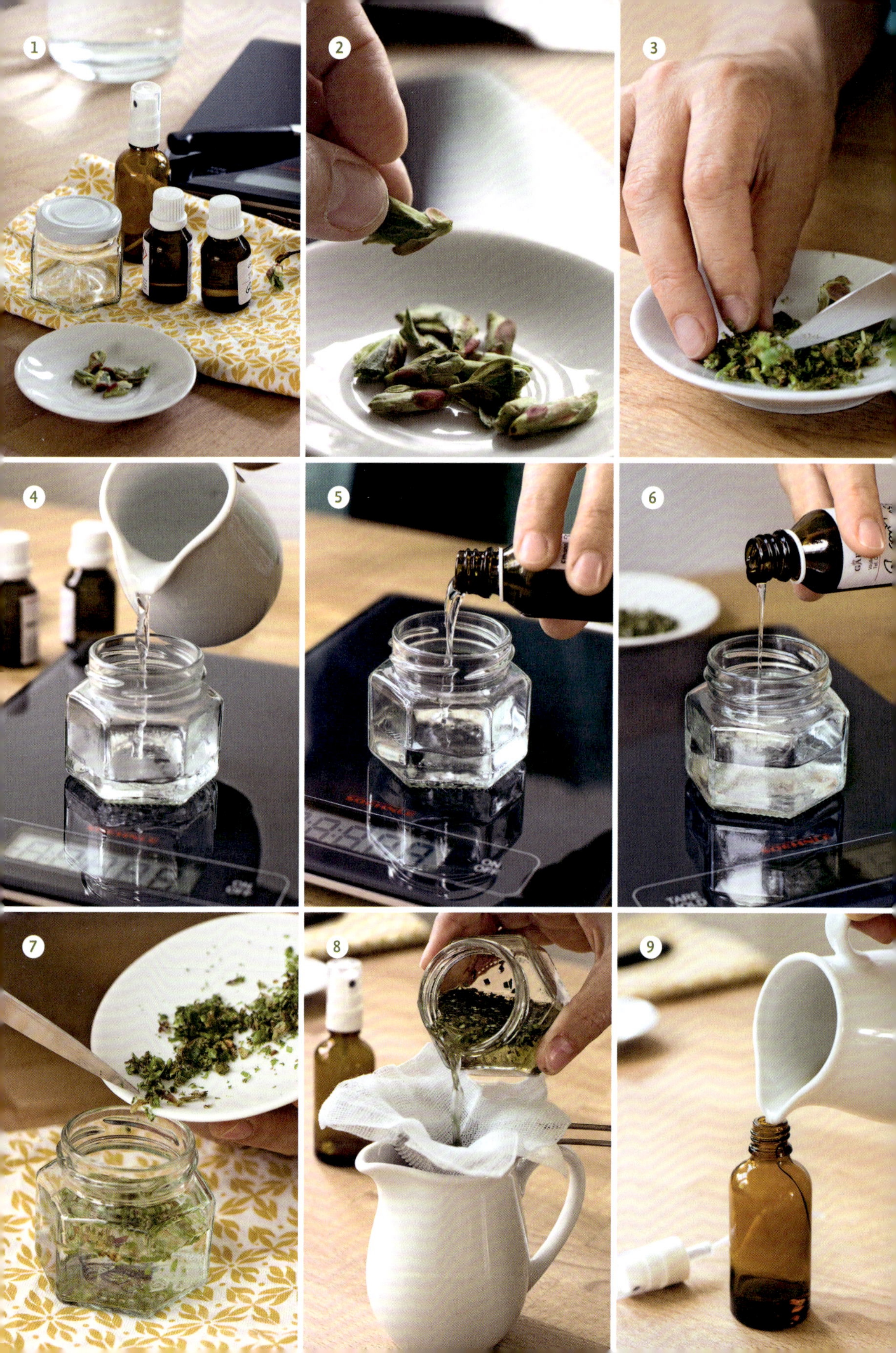
1
2
3
4
5
6
7
8
9

Knospenernte

Bevor Sie an die Knospenernte gehen, besorgen Sie sich die benötigten Zutaten in der Apotheke. Sie finden alles, was Sie brauchen, in der Checkliste auf Seite 28.
Sobald sich der magische Zeitpunkt der Knospenentwicklung kurz vor dem Ausschlagen nähert, wählen Sie einen trockenen Tag und machen sich am späten Vormittag auf den Weg zu Ihrem Baum oder Strauch. Einen Stoffbeutel haben Sie vorsorglich dabei, denn diesen werden Sie zum Sammeln der Knospen benötigen; Plastiktüten sind ungeeignet.
Pflücken Sie von jedem Baum oder Strauch einer Sorte nur wenige Knospen, um der Pflanze nicht zu schaden.
Sobald Sie nach Hause kommen, geht es an die Feinarbeit: Breiten Sie die Knospen aus. Lesen Sie sorgfältig alle Anteile heraus, die nicht zur Knospe gehören: Kleine Astanteile oder Verunreinigungen entfernen Sie, denn sonst schmeckt Ihr selbst zubereitetes Pflanzenmittel bitter.
Nach diesem Arbeitsschritt ist alles bereit, um die Knospen in ein Flüssigkeitsgemisch aus Glycerol, Ethanol und Wasser (wie im Rezept beschrieben) einzulegen. Die frischen Knospen dürfen nicht warten. Am besten, Sie legen sie direkt nach dem Sammeln und Reinigen in das vorsorglich vorbereitete Flüssigkeitsgemisch ein. Vorher werden die Knospen noch klein geschnitten. Vorsicht beim Zerkleinern: Wenn Sie die Knospen schneiden, fließen wertvolle Inhaltsstoffe aus. Verwenden Sie darum am besten eine glatte Porzellanunterlage oder schneiden Sie die Knospen mit einer Schere direkt in die Flüssigkeit.

1 Alles bereit: Es kann losgehen mit der Herstellung des eigenen Mazerats.
2 Die richtige Menge der gereinigten Knospen auf einer Waage abwiegen.
3 Die Knospen auf einer Porzellanunterlage fein schneiden.
4 Abgekochtes oder destilliertes Wasser in der richtigen Menge abwiegen. Abgekochtes Wasser abkühlen lassen.
5 Ethanol in der richtigen Menge dazugeben.
6 Glycerin in der richtigen Menge dazugeben.
7 Die abgewogenen, geschnittenen Knospen zugeben und anschließend das Auszugsglas verschließen.
8 Nach drei Wochen (täglich schütteln) das Mazerat abseihen.
9 Das fertige Mazerat in eine Sprühflasche füllen. Fertig!

Überblick: Gemmomittel selbst herstellen

- Zuerst im Sommer oder Herbst sorgfältig den Strauch oder den Baum bestimmen. Mit farbigem Band oder einem Stück Wollfaden den Baum oder Strauch markieren.
- Im Frühling die Pflanze gut beobachten und die Knospen im richtigen Stadium ernten, und zwar am besten gegen Mittag und nur bei schönem Wetter.
- Die Knospen sorgfältig vom Ast lösen. Nicht alle Knospen einer Pflanze ernten – sie braucht zum Weiterleben mindestens noch ein Drittel bis die Hälfte aller Knospen.
- Die Knospen am besten in einem weichen Stoffbeutel sammeln – keine Plastiktüten verwenden.
- Nach der Ernte die Knospen nochmals alle sauber putzen, jegliches Ast- oder Stielmaterial entfernen.
- Danach die Knospen auf einer exakten Küchenwaage wiegen und das Verhältnis Wasser/Ethanol und Glycerin berechnen.
- Das gesammelte Knospenmaterial sofort nach der Reinigung und der Einwaage zerkleinern und in das Flüssigkeitsgemisch einlegen (siehe Rezept unten).

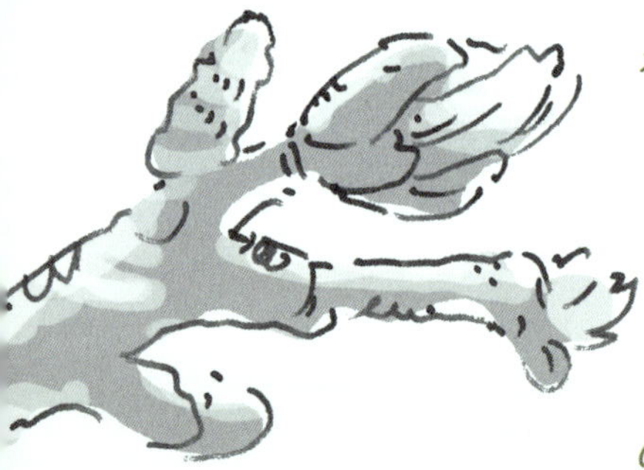

Checkliste: Einkaufen und Vorbereiten

Aus der Apotheke:

- Ethanol 90 % (wichtig: immer nach Trinksprit oder Trinkalkohol fragen und nie den ungenießbaren vergällten Alkohol verwenden)
- Glycerin

Aus dem Supermarkt bzw. Fachhandel:

- destilliertes Wasser
- Sprühflaschen
- Etiketten
- feine Gaze
- verschließbares Gefäß zum Ansetzen (z.B. Marmeladenglas)

Was muss ich bereitstellen?

- die ganz frisch gesammelten und gereinigten Knospen
- abgekochtes und abgekühltes Wasser (falls Sie kein destilliertes Wasser verwenden)

Grundrezept

Wichtig ist das Gewichtsverhältnis der Zutaten. Berechnungshilfe: Für 1 g Knospen verwenden Sie insgesamt 45 g Flüssigkeit (je 15 g Wasser, Ethanol und Glycerin zu gleichen Teilen)

15 Teile destilliertes oder abgekochtes Wasser → *in ein entsprechend großes verschließbares Gefäß geben und auskühlen lassen*

15 Teile Ethanol 90 % → *dazugeben und gut mischen*

15 Teile Glycerin → *dazugeben und gut mischen*

1 Teil frisch geerntete Knospen, sehr klein geschnitten → *ins Wasser-Ethanol-Glycerin-Gemisch eingeben, umrühren, sodass alle Knospen mit der Flüssigkeit gut bedeckt sind*

Diese Mischung bei maximal 20 °C während drei Wochen im Dunkeln ausziehen lassen, dabei mindestens einmal täglich gut umrühren. Nach drei Wochen werden die Knospen mittels einer feinen Gaze abfiltriert.
Die aufgefangene Flüssigkeit in kleine Flaschen mit Sprühaufsatz einfüllen. Mit einem Etikett beschriften. Notieren Sie den Namen der verwendeten Knospen und das Herstellungsdatum, damit Sie wissen, wann Ihr Gemmomittel angesetzt wurde. Haltbar ist es zumindest drei Jahre lang. Das Lagern ist zum Glück ganz unkompliziert: Es kann bei Zimmertemperatur aufbewahrt werden. Sie sollten einzig darauf achten, dass die Fläschchen dunkel stehen und nicht dem Sonnenlicht ausgesetzt sind.

WENN ES SCHNELL GEHEN SOLL

Sie können alle im Buch genannten Gemmotherapiemittel in der Apotheke erwerben. Die dort erhältlichen Mittel sind aus den Knospen wild wachsender Pflanzen sorgfältig hergestellt worden und haben eine sehr gute Qualität (siehe Seite 34).

Einnahme und Dosierung

Bei den käuflich erworbenen oder selbst hergestellten Glycerolmazeraten handelt es sich um Mundsprays. Falls Sie sich fragen, warum gerade um Mundsprays, so lautet die einfache Antwort, dass die Mundschleimhaut die Inhaltsstoffe sehr rasch und vollständig aufnimmt. Müssten die wertvollen Stoffe den weiten Weg durch den Magen-Darm-Trakt und die Leber nehmen, würden sie zu 80 Prozent zerstört.

WIE WERDEN DIE MITTEL EINGENOMMEN?

Die Sprays werden direkt auf die Mundschleimhaut gesprüht – sie schmecken sehr angenehm. Wir empfehlen einen zeitlichen Abstand von etwa 15 Minuten, bevor Sie etwas essen oder trinken, damit die Wirksamkeit nicht beeinträchtigt wird.

Übrigens: Sollte Ihnen oder Ihrem Kind die Aufnahme über den Mund unbehaglich scheinen, gibt es eine weitere gute Möglichkeit, den Körper mit dem gemmotherapeutischen Mittel zu versorgen: Sprühen Sie es einfach in die Ellenbeuge. Es klebt ein wenig, das Mittel wird aber durch die Haut dem Organismus direkt zugeführt.

Für die Anwendung über die Haut gibt es eine weitere, sehr angenehme Möglichkeit: So ist das wichtige gemmotherapeutische Mittel Ribes nigrum auch als Creme oder Duschbad erhältlich.

WELCHE DOSIERUNG HAT SICH BEWÄHRT?

Die wohlschmeckenden Mundsprays werden folgendermaßen dosiert:

- Erwachsene: 3-mal täglich 2–3 Sprühstöße, im Akutstadium bis zu 10-mal 1 Sprühstoß
- Kinder: 3-mal täglich 1–2 Sprühstöße

Im Selbstbehandlungsteil dieses Buches wird die genaue Dosierung bei den einzelnen Krankheitsbildern nochmals detailliert aufgeführt.

DÜRFEN DIE MITTEL BEGLEITEND ZUR SCHULMEDIZINISCHEN BEHANDLUNG EINGENOMMEN WERDEN?

Befinden Sie sich bereits in ärztlicher Behandlung, leiden Sie vielleicht an einer chronischen Erkrankung, so zögern Sie nicht, sich der Stärken der gemmotherapeutischen Heilmittel zu versichern. Die Knospenmedizin wirkt auch begleitend zur schulmedizinischen Behandlung. Sie schwächt Nebenwirkungen ab und stärkt die Selbstheilungskräfte. Informieren Sie Ihren Arzt oder Therapeuten über die geplante Einnahme.

ICH LEIDE SCHON SEIT JAHREN UNTER EINER ERKRANKUNG – HELFEN DIE MITTEL AUCH HIER?

Die stabilisierende Wirkung der Knospenmittel lässt ihre Anwendung bei chronischen oder häufig wiederkehrenden Krankheitsprozessen als überaus günstig erscheinen: Die Kraft der Mundsprays trägt auch über längere Krankheitsperioden, stärkt den Patienten und unterstützt den Heilungsprozess.

SIND DIE MITTEL AUCH FÜR KINDER GEEIGNET?

Der kindliche Organismus wird durch die Knospenpräparate bestens gestärkt und unterstützt. Die Mittel beugen Erkrankungen vor und wirken regulierend.
Unserer ärztlichen Erfahrung nach dürfen die Sprays auch kleinen Kindern gegeben werden, zum Beispiel indem sie auf den Schnuller gesprüht werden. Wir haben nie Nachteiliges erlebt.
Ihr Kind möchte kein Mundspray akzeptieren? Auch dafür gibt es eine Lösung. Die Mittel werden wie oben erwähnt sehr gut durch die Haut aufgenommen. Vielleicht lässt sich das Aufsprühen in die Armbeuge oder auf den inneren Unterarm mit einer netten Geschichte für das Kind verbinden? Dann wird aus der Mittelgabe ein kleines Ereignis.

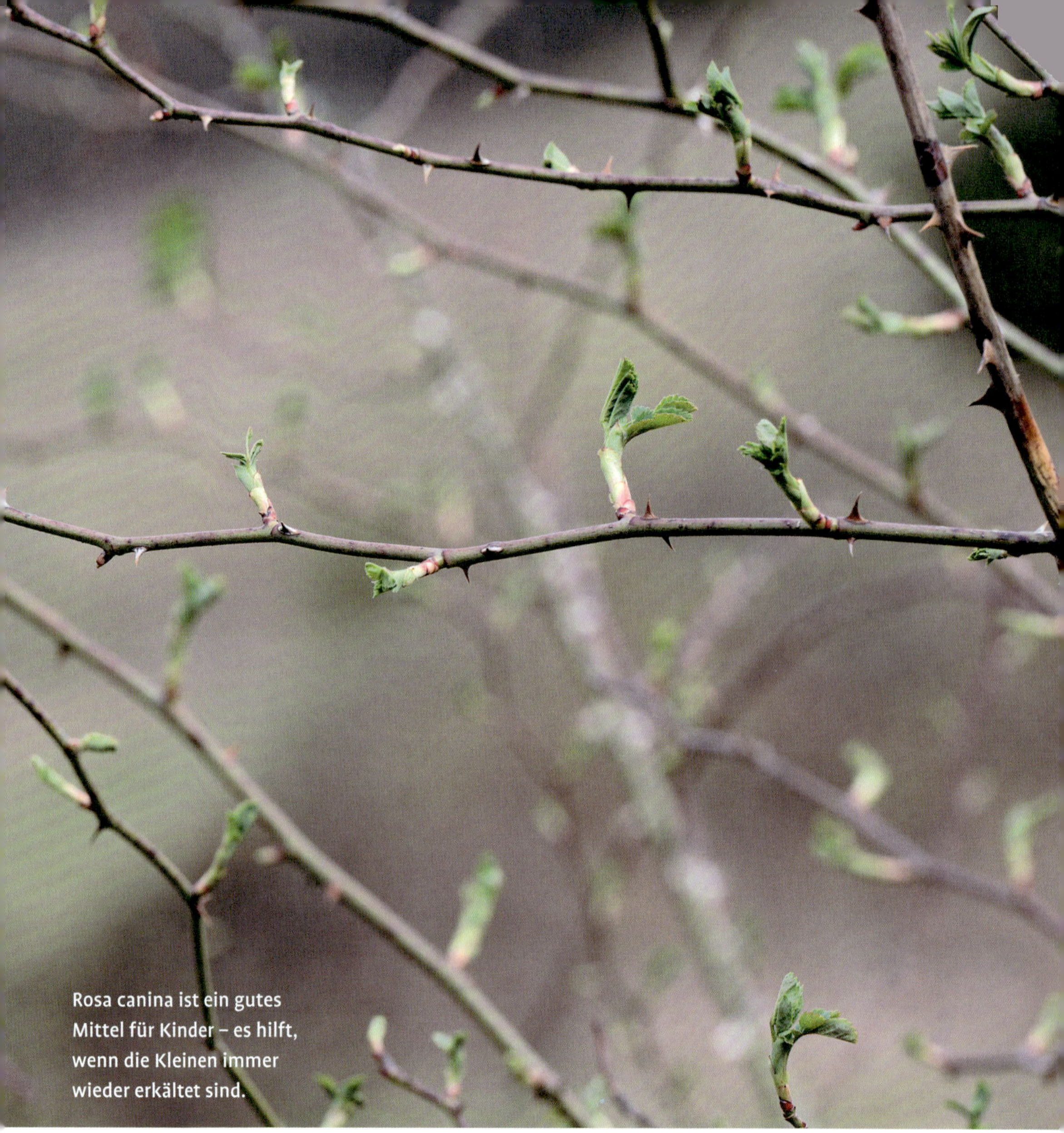

Rosa canina ist ein gutes Mittel für Kinder – es hilft, wenn die Kleinen immer wieder erkältet sind.

ICH BIN SCHWANGER – DARF ICH DIE MITTEL DENNOCH EINNEHMEN?

Gemmotherapeutische Mundsprays können – so hat es unsere langjährige Erfahrung gezeigt – bedenkenlos in der Schwangerschaft angewendet werden. Es gibt eine einzige Ausnahme: Während der Schwangerschaft sollte kein Rosmarin-Produkt eingenommen werden, weil durch die Wirkung der ätherischen Öle des Rosmarins Krämpfe der Gebärmutter ausgelöst werden könnten.

DIE MITTEL ENTHALTEN ALKOHOL – WAS IST ZU BEDENKEN?

Der Alkoholanteil der Mittel ist so gering, dass die Tagesdosis dem natürlich in Fruchtsäften vorkommenden Gehalt entspricht. Bei der Einhaltung der empfohlenen Dosierungsangaben ist unserer Erfahrung nach mit keinerlei nachteiligen Folgen zu rechnen.

DÜRFEN ALLERGIKER DIE KNOSPENMITTEL EINNEHMEN?

Wer unter Heuschnupfen leidet, mag Bedenken haben, ein gemmotherapeutisches Mundspray zu verwenden. Theoretisch wäre eine Allergie denkbar. Aus ärztlicher Erfahrung können wir nicht berichten, dies je beobachtet zu haben.
Der Hintergrund ist wohl, dass für die Knospenmittel kein pflanzlicher Bestandteil im allergieerzeugenden Blüten- oder Pollenstadium verwendet wird. Der Sammelzeitpunkt für das Ausgangsmaterial liegt viel früher, wenn die Pflanze die Knospe so weit ausgebildet hat, dass sie ein wahres Kraftpaket wertvoller sogenannter Primärstoffe enthält. Die Sekundärstoffe, die allergieerzeugend wirken können, sind zu diesem Zeitpunkt noch nicht enthalten.

THERAPIEDAUER

Bei akuten Erkrankungen tritt die Besserung meistens nach einigen Tagen ein. Die Häufigkeit der Sprühstöße wird dann entsprechend reduziert. Bei den chronischen Erkrankungen sollte die Therapie mindestens mehrere Wochen, zum Teil sogar Monate dauern. Es besteht generell keine Gefahr, dass eine Abhängigkeit entstehen könnte. Bei durchschnittlich bis zu 10 Sprühstößen am Tag reicht ein Fläschchen mit 30 ml Inhalt für die Anwendung über einen Monat aus.

SIND NEBENWIRKUNGEN ZU ERWARTEN?

Unsere langjährige ärztliche Erfahrung mit häufigem Einsatz gemmotherapeutischer Mittel als alleinige Therapie oder als Begleittherapie hat gezeigt, dass die Mittel auch nach längerem Einsatz nebenwirkungsfrei bleiben.
Die Gemmotherapie kann bedenkenlos auch bei Kindern, sogar bei Kleinkindern, angewandt werden.

Komplexmittel

In der gemmotherapeutischen Behandlung werden vielfach Mittel eingesetzt, die aus Knospen oder Triebspitzen einzelner Pflanzen gewonnen werden. Die Behandlungspraxis zeigt jedoch, dass sich bei bestimmten Beschwerden die Kombination aus mehreren Knospenmitteln anbietet: Die Wirkungen der Pflanzen ergänzen sich.
Es gibt einige Kombinationsmittel, die Ihnen das zeitaufwendige Herstellen mehrerer verschiedener Einzelmittel abnehmen bzw. den Erwerb von drei oder mehr Einzelmitteln, die dann gemischt werden, ersparen. Sie erhalten sie in Ihrer Apotheke oder Versandapotheke, in der Schweiz auch in Drogerien.

Tipps für den Einkauf

Grundsätzlich ist es wichtig zu wissen, dass die Gemmomittel sowohl als Arzneimittel als auch als Nahrungsergänzungsmittel auf dem Markt erhältlich sind. Glycerolmazerate sind dann Arzneimittel, wenn sie nach den Herstellungsvorschriften des Europäischen Arzneimittelbuchs hergestellt werden. Sie können sie an dem Zusatz Ph. Eu. auf dem Etikett erkennen. So sind Sie sicher, dass die Mittel nach den gesetzlichen Vorgaben des Arzneibuches hergestellt wurden und damit die strengen Auflagen erfüllen, die für die Produktion von Arzneimitteln gelten. Fehlt dieser Zusatz, dann handelt es sich um ein Nahrungsergänzungsmittel, das nicht den gleichen gesetzlichen Vorgaben unterliegt wie ein Arzneimittel.
Ihr Apotheker berät Sie gerne. Eventuell wird er das gewünschte Mittel nicht vorrätig haben, kann es aber rasch und unkompliziert über die PZN (Pharmazentralnummer) bestellen.
Sollten Sie den Weg über den Versandhandel wählen, achten Sie bitte darauf, von der gewünschten Pflanze das sogenannte Glycerolmazerat zu bestellen – und nicht etwa die Urtinktur, also den alkoholischen Auszug aus der ganzen Pflanze oder der oberirdischen Pflanzenteile. Nur das Glycerolmazerat wird mit den Knospen versetzt und als gemmotherapeutisches Mittel aufbereitet.
In der Schweiz erhalten Sie die Gycerolmazerate auch in Drogerien, die naturheilkundlich orientiert sind.

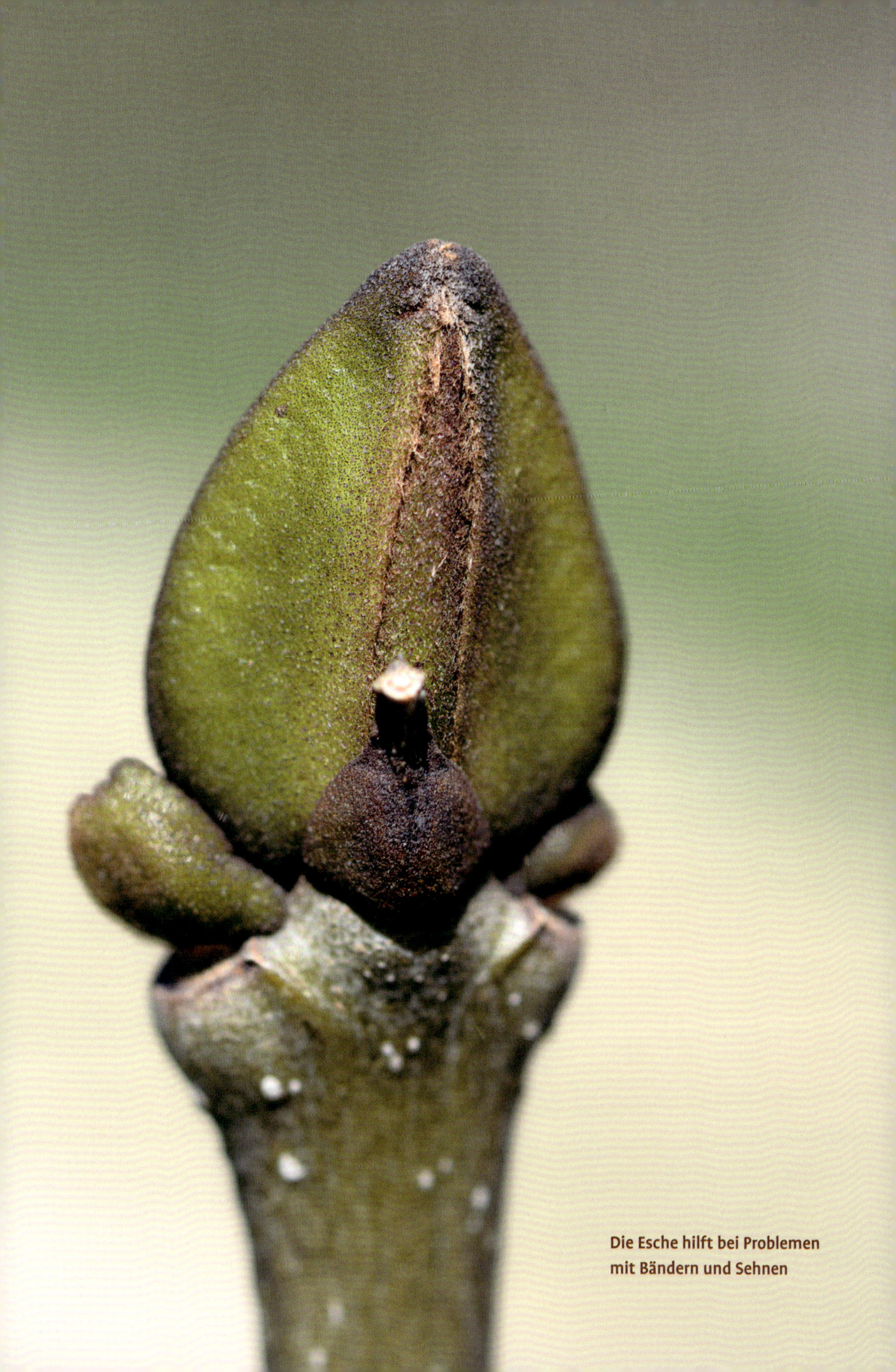

Die Esche hilft bei Problemen mit Bändern und Sehnen

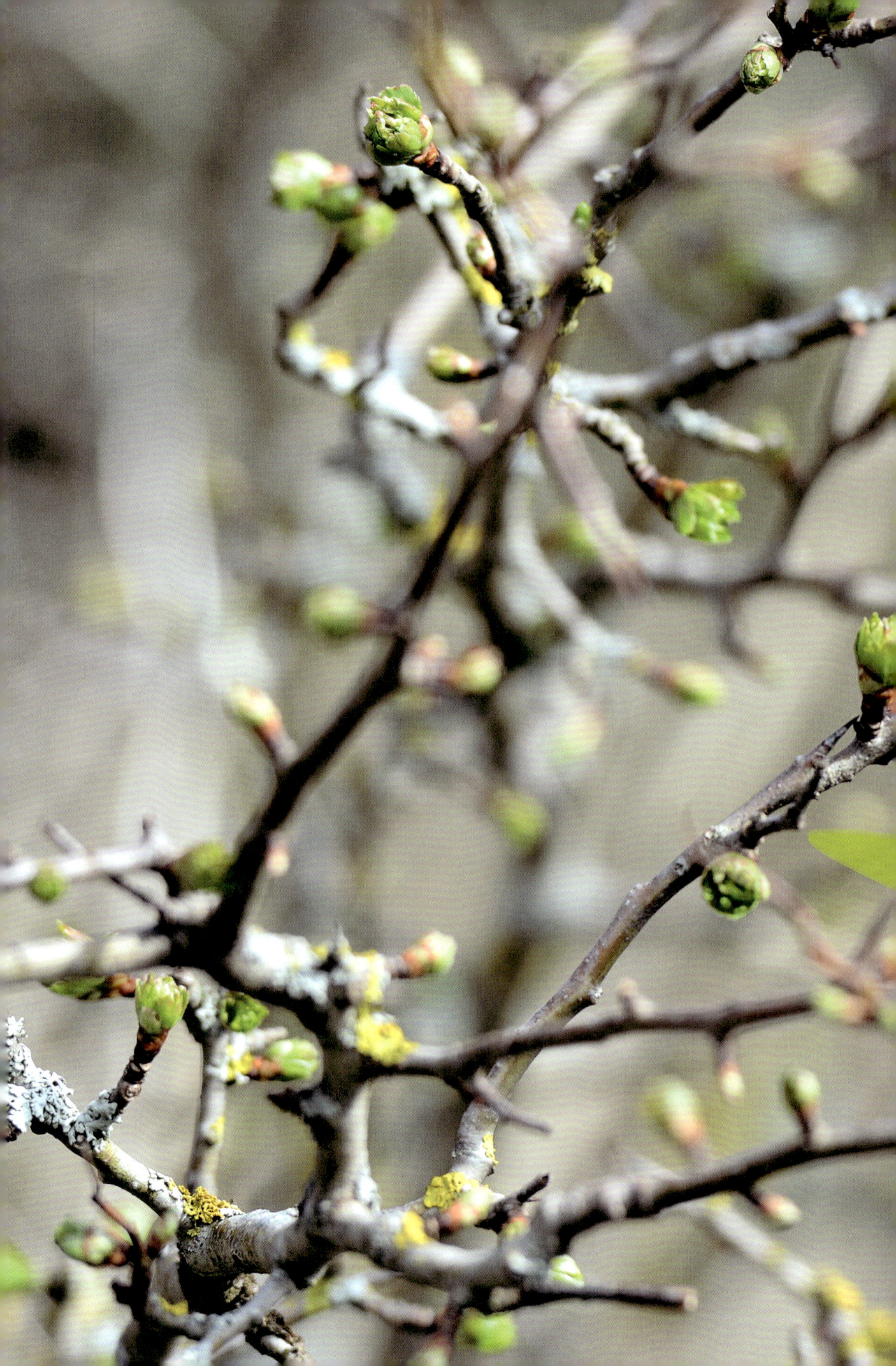

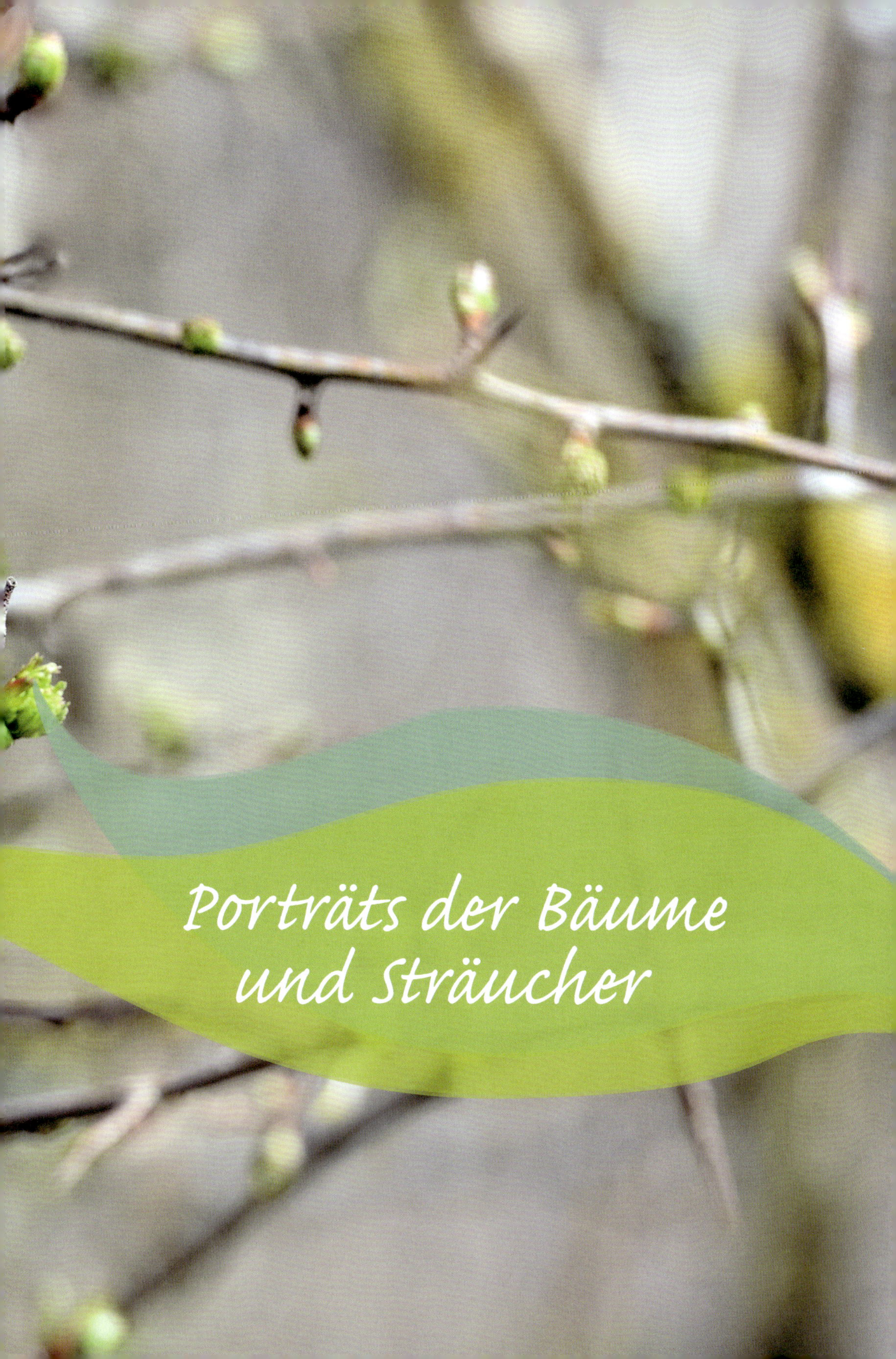

Porträts der Bäume und Sträucher

Alnus glutinosa

Schwarzerle

Bei hochakuten Entzündungen der oberen Luftwege und des Magen-Darm-Traktes

DIE PFLANZE

Ihre Wurzeln sind über 4 m lang und sie wächst nur an Standorten, die ganzjährig feucht sind: die Schwarzerle. Sie liebt Lagen an Bächen und Flüssen, Teichen und Seen, Sümpfen und Mooren – dem Land der Elfen und Irrlichter, dem Zuhause von Goethes Erlkönig.

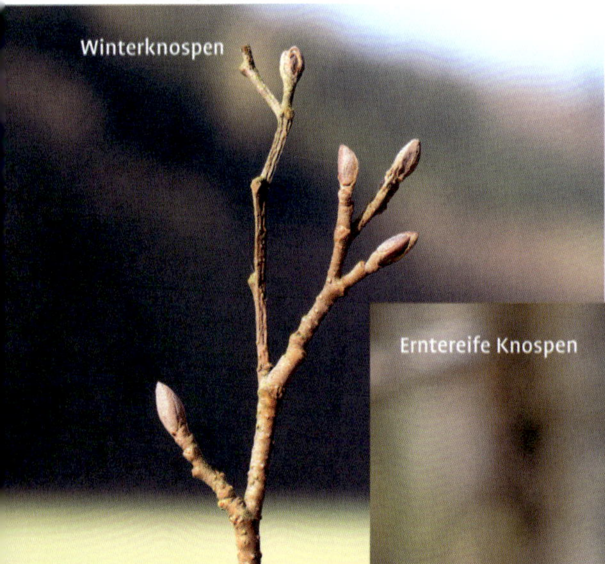

Winterknospen

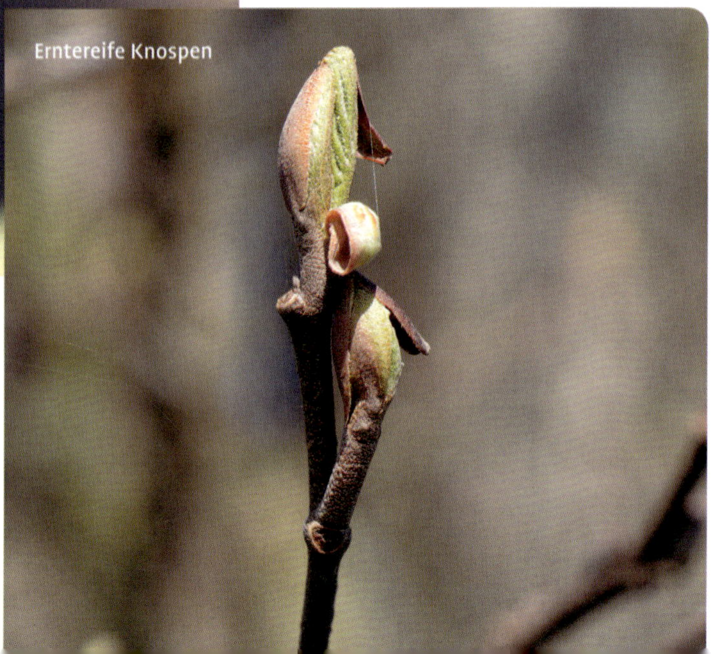

Erntereife Knospen

Ihr Holz färbt sich beim Schlagen rot, es ist weich, wenig haltbar und hat nur einen geringen Brennwert. Wird es allerdings im Wasser verbaut, ist es fast unbegrenzt haltbar, was sich die Erbauer von Venedig zunutze gemacht haben: Sie errichteten ihre Stadt auf Erlen- und Eichenstämmen.

NATURHEILKUNDLICHER HINTERGRUND

Rinde und Blätter der Schwarzerle sind stark gerbstoffhaltig. Ein Teeaufguss wirkt daher zusammenziehend, fiebersenkend und belebend.

ANWENDUNGSGEBIETE DER KNOSPEN

Zur Herstellung des Mundsprays werden junge, frische **Blattknospen** verwendet.
Die Erlenknospen zeigen eine entzündungshemmende Wirkung. Sie lindern **akute Infektionen** im Atem- und Verdauungstrakt und werden zum zuverlässigen Begleiter bei **Allergien** mit ihren akut auftretenden Ekzemen.
Das Gemmomittel hilft vor allem bei Entzündungen der Schleimhäute der **Atemwege** und des **Hals-Nasen-Ohren-Bereichs** sowie bei Entzündungen im **Magen-Darm-Trakt**.
Halsschmerzen, Mittelohrentzündungen und Nasennebenhöhlenentzündungen sprechen im Allgemeinen gut auf das Mittel an. Auch hilft es bei lästigem Fließschnupfen.
Aphten, Magenentzündung, Gallenblasenschmerzen und Dickdarmschmerzen reagieren ebenfalls positiv auf das Knospenspray.
Es stärkt das akut geschwächte Immunsystem und repariert dessen Schutzfunktion. Dadurch beugt es heftigeren Krankheitsbildern, wie grippalen Infekten, vor oder lindert deren Erscheinungsbild.

ÜBERBLICK

Alnus glutinosa

- *Wirkt* entzündungshemmend, immunsystemstärkend.
- *Hilft* bei Allergien, akuten Ekzemen, Entzündungen, Halsschmerzen, Mittelohrentzündung, Nasennebenhöhlenentzündung, fließendem Schnupfen, Grippe, Gürtelrose, akuter Schwäche des Immunsystems, Insektenstich.
- *In der Kombination* mit Rosmarinus officinalis und Carpinus betulus verstärkt sich die entzündungshemmende Wirkung von Alnus glutinosa bei akuten Infektionen (eine vorgefertigte Mischung der drei Mittel ist als Mundspray erhältlich unter dem Namen Rosmarinus officinalis comp.).

Betula pendula

Hängebirke, Weißbirke, Sandbirke, Warzenbirke

Für Entwicklung und Wachstum

DIE PFLANZE

Betula pendula hebt sich von allen anderen Bäumen durch ihre weiße Rinde ab. In ihren Blättern scheint sich die Sonne zu spiegeln. Aufgrund dieser hellen Anmutung steht der Baum als Symbol für das Licht, die Jugend und den Frühling. Auch deshalb dient die Birke meist als Maibaum.
Sie stellt kaum Ansprüche an ihren Standort. Bis in den hohen Norden Skandinaviens hinauf besiedelt sie als Pionierbaum kahle Flächen, Bach- oder Flussufer, moorige Böden und sogar Trümmerfelder.

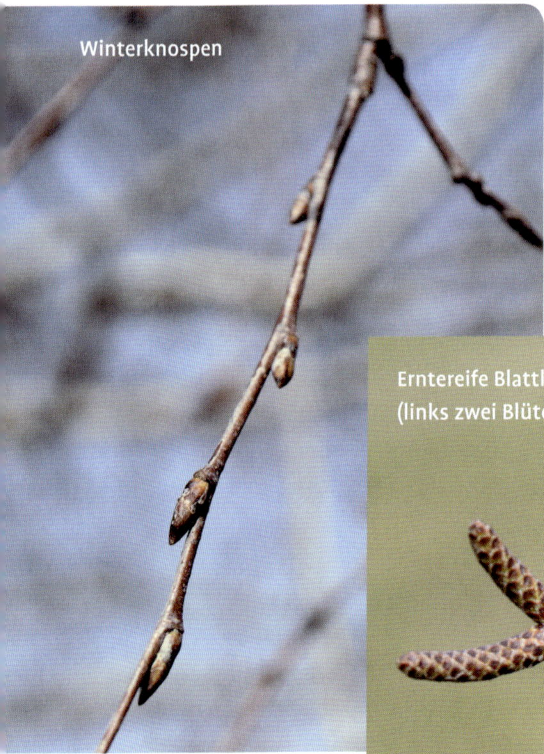
Winterknospen

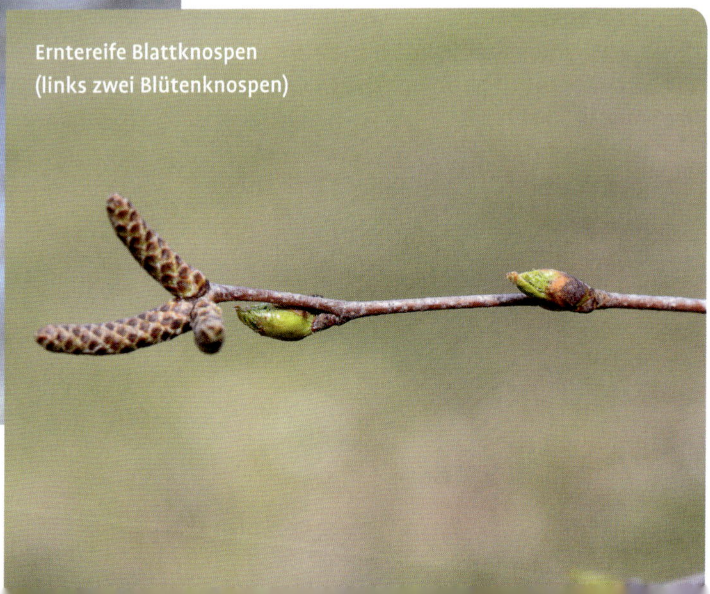
Erntereife Blattknospen (links zwei Blütenknospen)

NATURHEILKUNDLICHER HINTERGRUND

In der Volksheilkunde dienen die leicht harntreibenden Birkenblätter als Frühjahrskur zur Blutreinigung sowie gegen Gicht und Rheuma. Zwischen März und Anfang Mai wird durch leichtes Anbohren des Birkenstammes der Birkensaft gewonnen. Ihm werden ebenfalls reinigende und harnsäuresenkende Qualitäten zugesprochen. Ferner wird er als Haarwuchsmittel eingesetzt.

ANWENDUNGSGEBIETE DER KNOSPEN

Das Mundspray mit Wirkstoffen aus frischen, jungen **Blattknospen** der Hängebirke wirkt entspannend, rhythmisierend und regulierend. Es fördert die Entwicklung und die Regeneration.
Vor diesem Hintergrund kann es bei **Schulkopfschmerzen** und **Wachstumsbeschwerden** der Kinder eingesetzt werden. Das milde Spray unterstützt bei mangelnder Aufmerksamkeit und **schwacher Konzentration**. Es gleicht ein zu hohes Aktivitätslevel aus und kann dadurch Kindern mit **ADHS** auf sanfte Weise ein wenig Druck von der Seele nehmen.
Ist der innere, ruhige Rhythmus ins Wanken geraten und droht er in Anspannung und trübe Gemütsstimmung abzusinken, richtet die strömende, lichte Kraft der Birke die Stimmung auf und gibt das leise Fließen zurück.
Das Betula-Spray entfaltet rasch seine antientzündlichen Eigenschaften bei Infekten, aber es wirkt auch langfristig. So kann es beispielsweise bei **Osteoporose** angewendet werden, hier allerdings mit viel Geduld und über lange Zeiträume.
Die frühlingshaften Birkenknospen haben außerdem eine regenerierende, lichtbringende Kraft, mit der sie die Seele zu erhellen scheinen: Das Knospenspray aus *Betula pendula* wirkt stimmungsaufhellend und antidepressiv.

ÜBERBLICK

Betula pendula

- *Wirkt* entwicklungsfördernd, rhythmisierend, antientzündlich, entspannend, regenerierend, antidepressiv.
- *Hilft* bei Schulkopfschmerzen, Wachstumsschmerzen, Konzentrationsschwäche, ADHS, Osteoporose, rheumatischen Beschwerden.
- *In der Kombination* mit Betula pubescens verstärkt sich die regulierende und entzündungshemmende Wirkung von Betula pendula (eine vorgefertigte Mischung der beiden Mittel ist als Mundspray erhältlich unter dem Namen Betula comp.).

Betula pubescens

Moorbirke, Haarbirke, Besenbirke, Glasbirke, Behaarte Birke

Fördert Ausscheidung und Abschwellung

DIE PFLANZE

Betula pubescens wächst in gut durchfeuchteten Böden, auf denen nur noch wenige andere Bäume gedeihen: im sauren Boden von Torfmooren genauso wie in feuchten Wäldern, in Schluchten und Sümpfen. Trockene Böden wählt sie nur, wenn eine gewisse Tiefenfeuchtigkeit vorhanden ist. Sie liebt das volle Licht; Beschattung akzeptiert sie nur in Maßen. Beide Birkenarten, die Hängebirke (*Betula pendula*) und die Moorbirke, haben weiche, sehr bewegliche Äste, die sich leicht biegen und im Wind schwingen. Sie werden deshalb mit Sanftheit und Beweglichkeit in Verbindung gebracht.

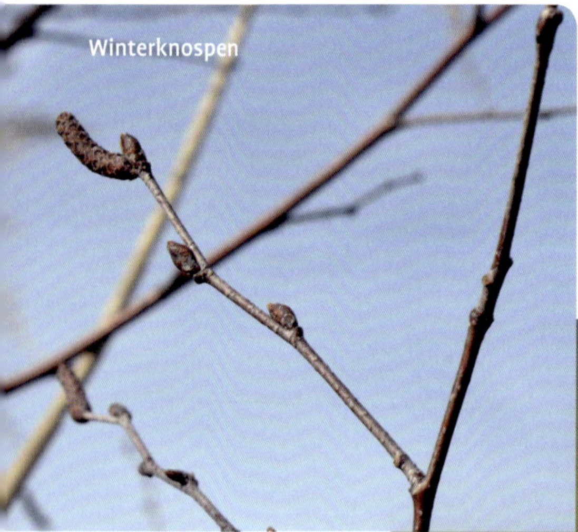

Winterknospen

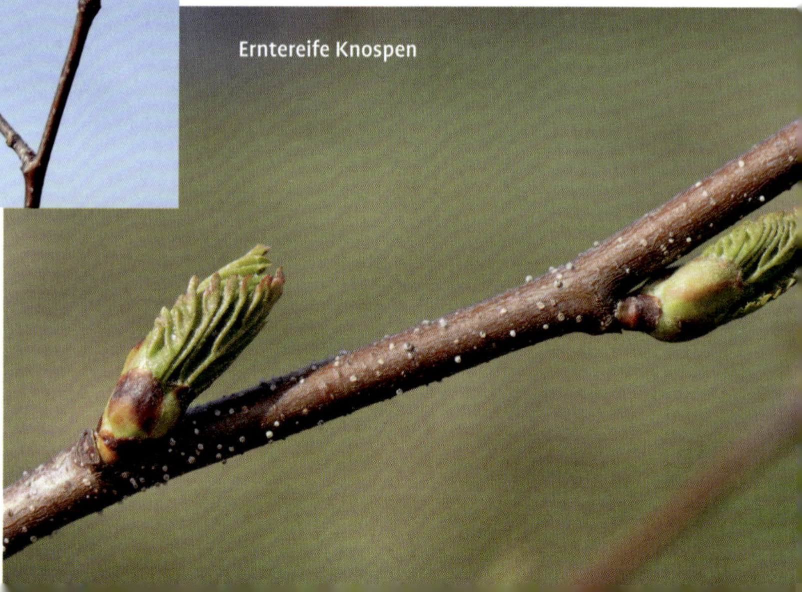

Erntereife Knospen

NATURHEILKUNDLICHER HINTERGRUND

Genau wie der ihr verwandten Art, der Hängebirke, werden der Moorbirke blutreinigende und ausscheidungsfördernde Qualitäten zugeschrieben, die vor allem im Rahmen einer Frühjahrskur genutzt werden.

ANWENDUNGSGEBIETE DER KNOSPEN

Zur Herstellung des Mundsprays werden junge, frische **Blattknospen** verwendet.
Die Moorbirke entfaltet ihre Wirkung vor allem in den Ausscheidungsorganen. Sie reinigt und entgiftet den Körper – gerade in der Blutreinigung ist ihre Wirkung enorm. Durch die Stimulation der Leberzellen wirkt sie antitoxisch und entzündungshemmend auf dieses große und wichtige Organ. Das ist nach längerer Antibiotikaeinnahme wichtig: Hier hilft das Mundspray aus den Knospen der Moorbirke der Leber, sich von den zurückgebliebenen Giftstoffen zu befreien.
Sie gleicht außerdem den Wasserhaushalt aus, indem sie den Körper von Wassereinlagerungen befreit und das Verdauungssystem unterstützt.
Die Sanftheit und Beweglichkeit der Zweige der Moorbirke übertragen sich auf ihre Wirkung im Bereich der Gelenke, des Rückens, der Knie und der Sehnen. Mit ihrer entzündungshemmenden Kraft beeinflusst sie die Steifheit des Körpers. Dadurch ist sie eine großartige Helferin bei rheumatischen und arthritischen Beschwerden.
Betula pubescens fördert das Knochenwachstum und wirkt dadurch Osteoporose und Parodontose entgegen. Auf diese Weise ist sie hilfreich für Jung und Alt: Bei Jugendlichen lindert sie die Wachstumsschmerzen, Ältere schätzen den regenerierenden Einfluss auf die in der zweiten Lebenshälfte schlechter mineralisierten Knochen.
Auf einem ganz anderen Gebiet hat sich Betula pubescens ebenfalls als zuverlässig erwiesen: Die ausscheidungsfördernde Wirkung hilft, die **prämenstruellen Beschwerden** zu lindern – seien es lästige Kopfschmerzen oder das unangenehme Spannungsgefühl in den Brüsten. Mittels Anwendung des Sprays etwa 10 Tage vor Eintreten der Menstruation können diese Spannungsgefühle sowie das Empfinden des Aufgedunsenseins im unteren Bauchbereich gelindert werden. Außerdem zeigt das Mittel eine abschwellende Wirkung im Bereich der Prostata.

ÜBERBLICK

Betula pubescens

- *Wirkt* entzündungshemmend, entgiftend, Ausscheiden von Abfallprodukten, entwässernd, abschwellend.
- *Hilft* bei Ausleiten nach Antibiotikabehandlung, Verdauungsbeschwerden, Gelenkentzündung, Gelenkschmerzen, Osteoporose, Parodontose, prämenstruellen Beschwerden, Schwellungen, Frühjahrskur, Prostatabeschwerden.
- *In der Kombination* mit Betula pendula verstärkt sich die ausscheidungsfördernde Wirkung von Betula pubescens (eine vorgefertigte Mischung der beiden Mittel ist als Mundspray erhältlich unter dem Namen Betula comp.).

Calluna vulgaris

Besenheide, Heidekraut, Besenkraut, Brandheide, Immerschön

Für chronische Entzündungen der Harnwege

DIE PFLANZE

„Immerschön" wird sie genannt, die Pflanze der Heidelandschaften, Moore und Alpweiden. Sie liebt kalkarme Böden. Intensiv rosa bis violett leuchten ihre dichten, traubenartig am Stängel sitzenden Blüten – auch zartlila und weiß kleidet

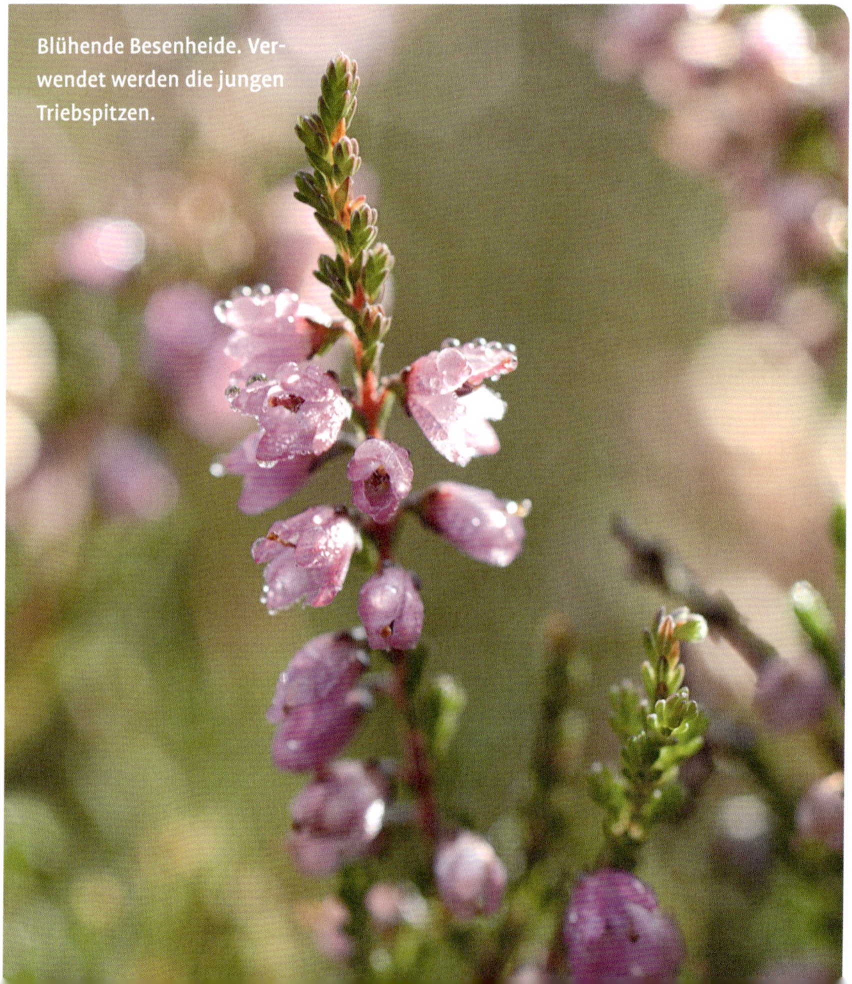

Blühende Besenheide. Verwendet werden die jungen Triebspitzen.

sie sich. Ihre eingerollten, ledrigen Blätter bleiben das ganze Jahr über grün. Die Besenheide ist ein verholzender, tief wurzelnder Zwergstrauch, der bis zu 40 Jahre alt wird. Sie wächst langsam, ist meist 30 bis 50 cm hoch und streckt sich bei günstigen Bedingungen bis zu einem Meter Höhe.
Ihre Zweige wurden früher zu Besen gebunden, daher die Bezeichnung „Besenheide". Auch ihr botanischer Name *Calluna*, der auf das griechische Wort „kalynein" zurückgeht, bedeutet „schön machen", „reinigen".

NATURHEILKUNDLICHER HINTERGRUND

Die Pflanze enthält Bitterstoffe und Gerbstoffe. Diese wirken entzündungshemmend, harntreibend und keimtötend. Volksheilkundlich wurde das Heidekraut seit dem Mittelalter bei Erkrankungen der ableitenden Harnwege und bei rheumatischen Erscheinungen eingesetzt.

ANWENDUNGSGEBIETE DER KNOSPEN

Die Knospen sind in diesem Fall sehr klein, verwendet werden daher die jungen **Triebspitzen** des immergrünen Zwergstrauches.
Das Triebspitzenextrakt entfaltet eine stark entzündungshemmende Wirkung. Diese wird vor allem bei chronischen **Blasenentzündungen** und aufsteigenden **Harnwegsinfekten** genutzt, und zwar gezielt im chronischen Stadium. Auch bei der vorwiegend chronisch auftretenden Entzündung der männlichen Vorsteherdrüse (Prostata) kann es hilfreich sein. In der Praxis hat es sich bewährt, entzündliche Prozesse im Urogenitaltrakt bei Männern (zum Beispiel nach Prostataoperation) eher mit Calluna vulgaris zu behandeln, während bei älteren Frauen mit Neigung zu wiederholten Blasenentzündungen eher das Knospenpräparat der Preiselbeere, *Vaccinium vitis-idaea*, angezeigt ist.

ÜBERBLICK

Calluna vulgaris

- *Wirkt* entzündungshemmend.
- *Hilft* bei chronischen Blasenentzündungen und chronischen Entzündungen der Prostata.
- *In der Kombination* mit Vitis vinifera, Corylus avellana und Juglans regia verstärkt sich die entzündungshemmende Wirkung von Calluna vulgaris bei chronischen Infektionen (eine vorgefertigte Mischung der vier Mittel ist als Mundspray erhältlich unter dem Namen Vitis vinifera comp.).

Carpinus betulus

Weißbuche, Hainbuche, Hagebuche

Bei akuten Entzündungen des HNO-Bereichs und der Atemwege

DIE PFLANZE

Die Hainbuche ist nicht mit der Rotbuche verwandt, sondern gehört zur Familie der Birkengewächse (Betulaceae). Der Baum wird meistens nicht älter als 100 bis 150 Jahre und erreicht in unseren Breitengraden eine Höhe von lediglich 25 Metern. Die Hainbuche ist dem Menschen in vielerlei Hinsicht nützlich. Sie ergibt ein exzellentes Brennholz, das allerdings ungewöhnlich schwer zu spalten ist. Die Härte ihres Holzes – ihr verdankt die Hainbuche den Namen „Eisenbaum" – bot sich früher zum Drechseln hoch beanspruchter Teile an: Dreschflegel, Mühl- und Zahnräder, Speichen. Heute wird das harte Holz gerne für Parkettböden verwendet.

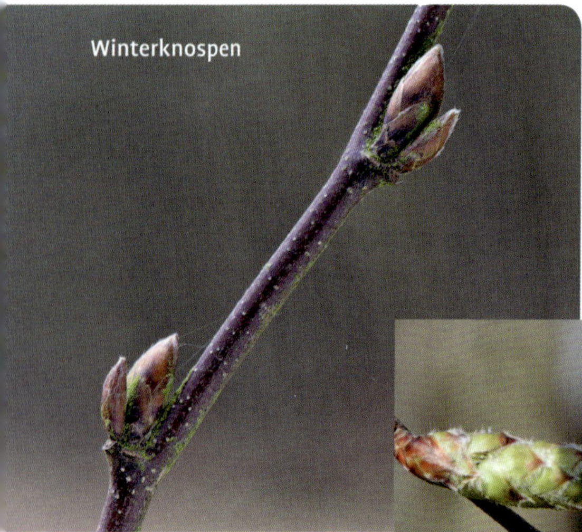

Winterknospen

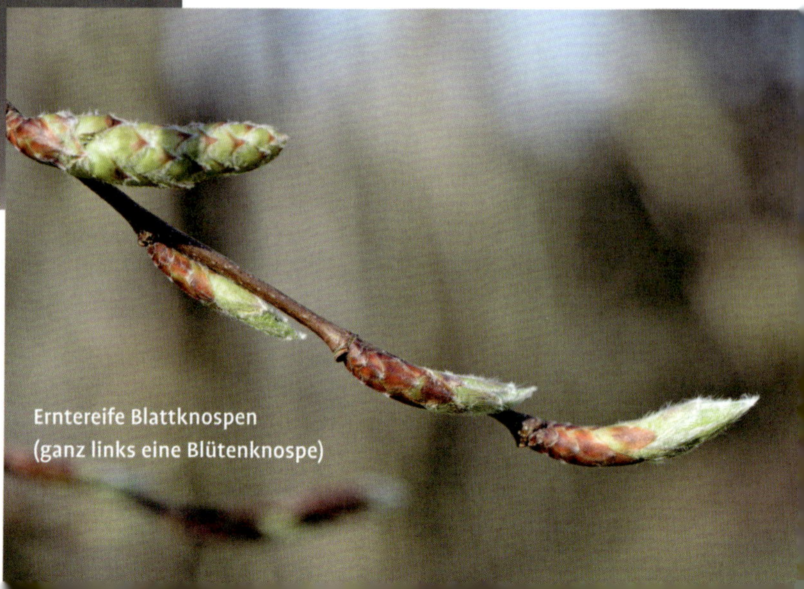

Erntereife Blattknospen (ganz links eine Blütenknospe)

Die ökologische Bedeutung der Hainbuche liegt in ihrer guten Verträglichkeit mit anderen Laubbäumen; man findet sie in Mischwäldern mit Eichen, Rotbuchen und Linden. Ihr Laub zersetzt sich leicht zu Humus und belebt die Waldböden. Da sie früh grünt und das Laub lange behält, bietet sie Vögeln, Insekten und Kleinlebewesen Schutz und Lebensraum.

NATURHEILKUNDLICHER HINTERGRUND

In den alten Heilpflanzenbüchern wird die Hainbuche nicht erwähnt. Wir finden sie aber bei den Bach-Blüten-Essenzen. Die Essenz wird eingesetzt bei quälender Unsicherheit und mangelnder geistiger Klarheit. So werden die geistige Konzentration und der Wille gestärkt, wodurch die Handlungsfähigkeit und Durchsetzungskraft ermöglicht werden.

ANWENDUNGSGEBIETE DER KNOSPEN

Verwendet werden junge, frische **Blattknospen**.
Das Mundspray aus *Carpinus betulus* wirkt entzündungshemmend und immunstärkend. Sein Haupteinsatzgebiet sind akute Entzündungen der Schleimhäute des **Hals-Nasen-Ohren-Bereichs**. Ein paar Sprühstöße lindern den lästigen Reizhusten und beruhigen die Atemwege.
Fließender Schnupfen und akute Sinusitis werden durch das Knospenmittel eingedämmt. Es hilft sogar bei allergischer Rhinitis, dem Heuschnupfen. Hier trifft es auf Ribes nigrum und kann mit diesem Gemmomittel kombiniert werden. Das Ribes-nigrum-Spray zeigt seine Stärke als Akutmittel. Reicht sein Effekt nicht aus, schreitet die Erkrankung also fort, tritt Carpinus betulus unterstützend hinzu und bessert den Heuschnupfen langfristig.
Die Knospenmedizin aus Hainbuche stärkt die Abwehrkräfte und baut das Immunsystem auf. Im besten Falle verhindert sie Entzündungen der Atemwege – zumindest jedoch lässt es sie rascher abklingen und verkürzt die Erkrankungszeit. Vor allem bei Halsschmerzen, Rachenentzündung, Nasennebenhöhlenentzündung und sogar bei der häufigen Mittelohrentzündung kann sie Linderung verschaffen.

ÜBERBLICK

Carpinus betulus

- *Wirkt* entzündungshemmend, immunstärkend, beruhigend auf den Hustenreiz.
- *Hilft* bei Reizhusten, fließendem Schnupfen, Nasennebenhöhlenentzündung, Mittelohrentzündung, Halsschmerzen, Schwäche des Immunsystems, Heuschnupfen.
- *In der Kombination* mit Rosmarinus officinalis und Alnus glutinosa verstärkt sich die entzündungshemmende Wirkung von Carpinus betulus bei akuten Infektionen (eine vorgefertigte Mischung der drei Mittel ist erhältlich als Mundspray unter dem Namen Rosmarinus officinalis comp.).

Castanea sativa

Edelkastanie, Esskastanie

Zur Verbesserung des Venen- und Lymphflusses

DIE PFLANZE

Die Edelkastanie ist ein Baum des Südens. An vielen Orten von Menschen gepflanzt und in den Kastanien-Selven als Spender der Maroni, des ehemals wichtigen Nahrungsmittels der Armen, gepflegt, finden wir sie heute meist verwildert. Karge und saure Böden kommen ihr entgegen – sofern sie nicht zu nass sind. Ihre Blütezeit ist im Mai/Juni. Unter natürlichen Bedingungen werden die Bäume 500 bis 600 Jahre alt – in Einzelfällen noch älter; dabei können sie bis zu 35 Meter hoch werden. Die Kastanie ist mit der Eiche und Buche verwandt, während die aus dem Balkan stammende Rosskastanie (*Aesculus hippocastanum*) der gleichen Pflanzenfamilie wie der Ahorn angehört.

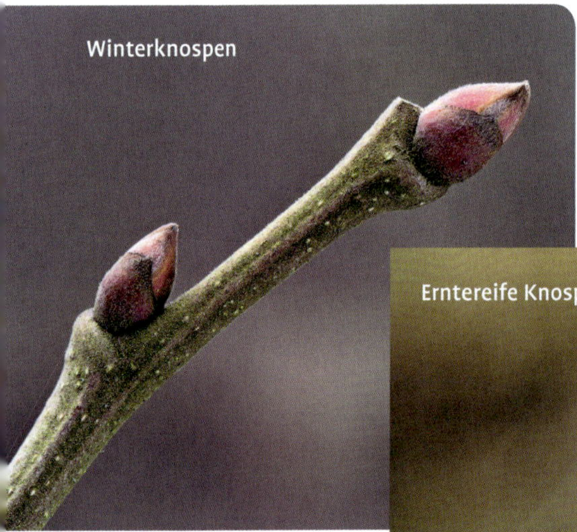

Winterknospen

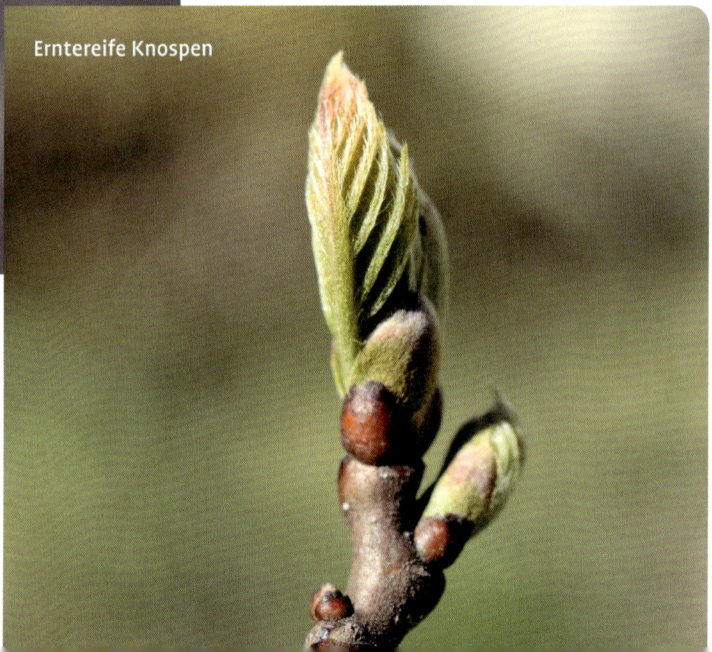

Erntereife Knospen

Die großen, länglichen Blätter sind am Rand so deutlich gezähnt, dass dieses charakteristische Zeichen unübersehbar auf die Edelkastanie verweist. Aber dies ist nicht ihr einziges, sehr individuelles Merkmal: Die weiblichen Blüten sind unscheinbar, die männlichen (am selben Baum) hingegen stehen in langen Kätzchen und fallen durch ihren eigentümlichen Geruch auf.
Die braunen Früchte, die essbaren Kastanien oder Maroni, sitzen in einem stacheligen Fruchtbecher, der sich erst zur Reifezeit im Herbst öffnet und die braunen, äußerst nahrhaften Kastanien freigibt. Sie sind kohlenhydratreich und fettarm. Sie werden geröstet, gekocht oder zu Mehl vermahlen, das Backwerk beigegeben werden kann.

ÜBERBLICK

Castanea sativa

- *Wirkt* entstauend.
- *Hilft* bei Lymphödemen, Krampfadern, Venenschwäche, Venenstauungen, Ödemen, schweren Beinen, Hämorrhoiden.

NATURHEILKUNDLICHER HINTERGRUND

Volksmedizinisch wurden Aufgüsse der getrockneten Blätter bei Asthma, Keuchhusten und Bronchitis verwendet. Aber auch bei Durchblutungsstörungen, Durchfall und in der Rekonvaleszenz findet die Esskastanie (Blätter, Rinde, Fruchtschalen) Anwendung.

ANWENDUNGSGEBIETE DER KNOSPEN

Zur Herstellung des Mundsprays werden junge, frische **Blattknospen** verwendet.
Ihr Hauptanwendungsgebiet liegt im **lymphatischen System** und **Venensystem.** Das Castanea-sativa-Spray aktiviert das Lymphsystem und lindert Ödeme, die durch ungenügende Lymphzirkulation entstehen können. Dieses Gemmomittel zeigt seine Stärke vor allem an den **unteren Extremitäten**. Das Empfinden, die Beine seien schwer und vor Müdigkeit kaum beweglich, wie es nach langem Stehen entsteht, wird durch ein paar Sprühstöße des Kastanienmazerats besänftigt. Auch Beschwerden von den Venen herrührend, wie Venenstauungen, Krampfadern und **Hämorrhoiden**, können bei regelmäßiger Anwendung gemildert werden.
Das Mundspray aus Edelkastanie unterstützt so auch die Wundheilung offener Beine und wirkt gegen oberflächliche Venenentzündungen.

Corylus avellana

Haselstrauch, Haselnussstrauch, Gemeine Hasel

Bei chronischen Entzündungen der Lunge und bei Gefäßerkrankungen

DIE PFLANZE

Der Haselstrauch wächst nur selten als Baum; meist erscheint er als vielstämmiger Strauch. Er wird ungefähr fünf bis sechs Meter hoch.
Der Haselstrauch hat durchaus Ansprüche an seinen Standort: Am liebsten wächst er an einem hellen, sonnigen, nicht zu heißen und nicht zu windigen Platz. Den Boden wünscht er sich humos, tiefgründig und ausreichend feucht.
Bereits in den ersten drei Monaten des Jahres blüht der Haselstrauch. Pollenallergiker haben wenig Freude an der extrem hohen Pollenproduktion des Haselstrauchs.
Seine hohe Wuchs- und Regenerationskraft ließ ihn schon in früheren Jahrhunderten für Erneuerung, Jugendlichkeit und Unsterblichkeit stehen. Er galt als Symbol der Fruchtbarkeit und Sexualität.

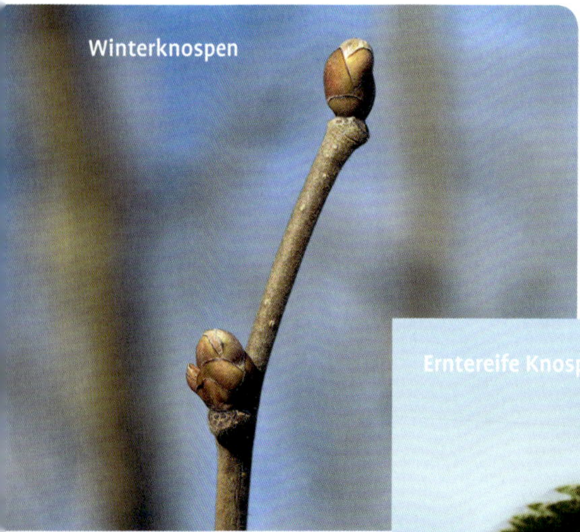

Winterknospen

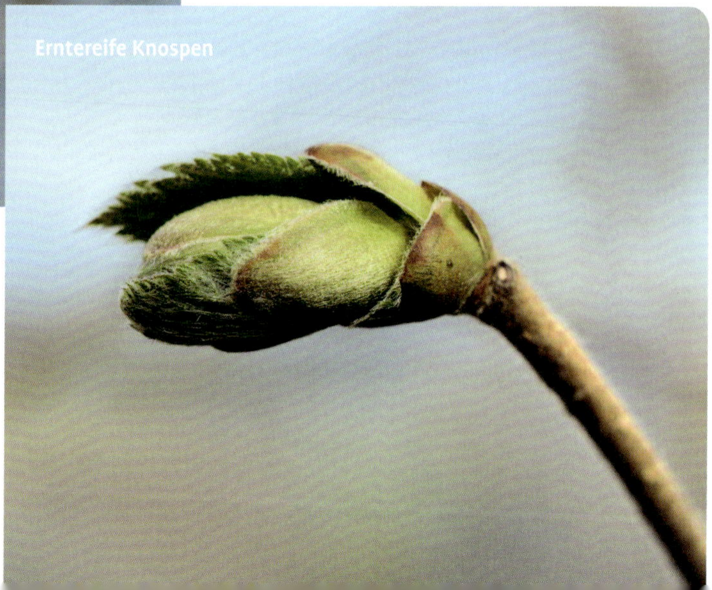

Erntereife Knospen

Rund um das Haus durfte kein Haselstrauch fehlen, denn ihm wurden schützende Kräfte bei Blitzschlag, Unwetter, Schlangen, Hexen und Tod zugeschrieben. Da der Haselstrauch im Ruf steht, Kraftströme fließen zu lassen, werden Haselruten bis heute als Wünschelruten verwendet.

NATURHEILKUNDLICHER HINTERGRUND

In der Naturheilkunde werden Blätter, Rinde und Blütenkätzchen verwendet. Geschätzt werden sie aufgrund ihrer fiebersenkenden, zusammenziehenden, schweißtreibenden und entzündungshemmenden Wirkung.

ANWENDUNGSGEBIETE DER KNOSPEN

Zur Herstellung des Mundsprays werden junge, frische **Blattknospen** verwendet. Die Hasel blüht früh im Jahr und besitzt darum zur gleichen Zeit auch Blütenknospen. Beim Aufspringen kann man den Unterschied gut erkennen.
Die Gemmotherapie macht sich die entzündungshemmenden und fiebersenkenden Eigenschaften zunutze, zählt aber ebenso auf die kräftigende und anregende Kraft von Corylus avellana. Das Mittel entfaltet seine Kraft vor allem bei länger andauernden oder häufig wiederkehrenden Prozessen.
Ein wichtiges Anwendungsgebiet des Sprays aus Haselknospen liegt im Bereich der **chronischen Lungenerkrankungen**, zum Beispiel Asthma oder chronisch obstruktive Lungenerkrankung (COPD). Es entstaut die Lunge und regeneriert das verhärtete Lungengewebe. Dadurch wird die Sauerstoffaufnahme verbessert, sodass der Asthmatiker ebenso Erleichterung findet wie der langjährige Raucher.
Auch im Bereich der Hals-Nasen-Ohren-Heilkunde hat das Mundspray etwas zu bieten: Es hilft bei **Ohrenschmerzen** und kann bei chronischen **Halsschmerzen** eingesetzt werden.
Allergiker können sich ebenfalls über das Spray freuen: Corylus avellana hilft bei **Heuschnupfen**. Auch chronische **Kopfschmerzen** werden durch das Mittel besänftigt.
Das Knospenspray fördert die Fließeigenschaften des Blutes. Es wirkt in Kombination mit Vitis vinifera bei **Gefäßerkrankungen**.
Daneben gibt es noch ein ganz anderes Anwendungsgebiet: Das Haselknospenspray hilft bei Hauterkrankungen, insbesondere bei chronischen **Ekzemen** und **Warzen**.

ÜBERBLICK

Corylus avellana

- *Wirkt* tonisierend, entzündungshemmend, fiebersenkend.
- *Hilft* bei chronischen Lungenerkrankungen, Ohrenschmerzen, chronischen Halsschmerzen, chronischem Heuschnupfen, chronischen Kopfschmerzen, Gefäßerkrankungen, chronischen Ekzemen und Warzen.
- *In der Kombination* mit Vitis vinifera, Calluna vulgaris und Juglans regia verstärkt sich die entzündungshemmende Wirkung von Corylus avellana bei chronischen Infektionen (eine vorgefertigte Mischung der vier Mittel ist als Mundspray erhältlich unter dem Namen Vitis vinifera comp.).

Crataegus

Weißdorn, Hagedorn, Heckendorn

Bei Herz-Kreislauf-Beschwerden

DIE PFLANZE

Der Weißdorn mit seinen dornigen Zweigen und den sattgrünen Blättern kann unter günstigen Bedingungen mehrere hundert Jahre alt werden. Seine Heimat ist Mitteleuropa. Er tritt gerne in Hecken und Gebüschen am Waldrand und im lichten Laub- und Nadelwald auf. Die Gesellschaft anderer Heckenpflanzen scheut er nicht, er wächst auch im Gedränge und behauptet seinen Platz. An den Boden stellt er keine Ansprüche, der Standort sollte halbschattig bis sonnig sein. Im April/Mai schmückt sich der als Strauch oder als kleiner Baum wachsende Weißdorn mit einer Wolke weißer, eigenartig intensiv riechender Blüten.

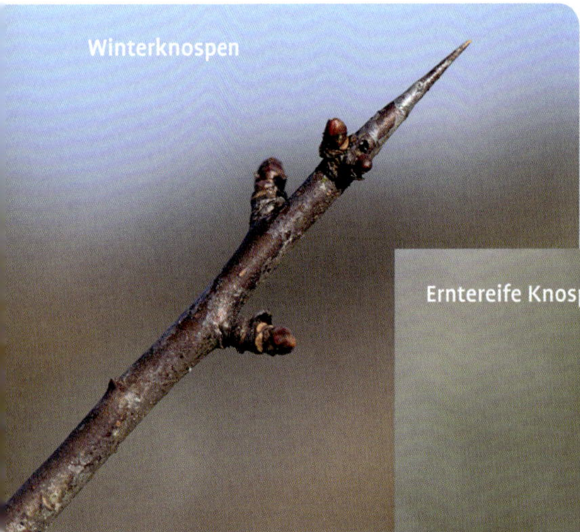

Winterknospen

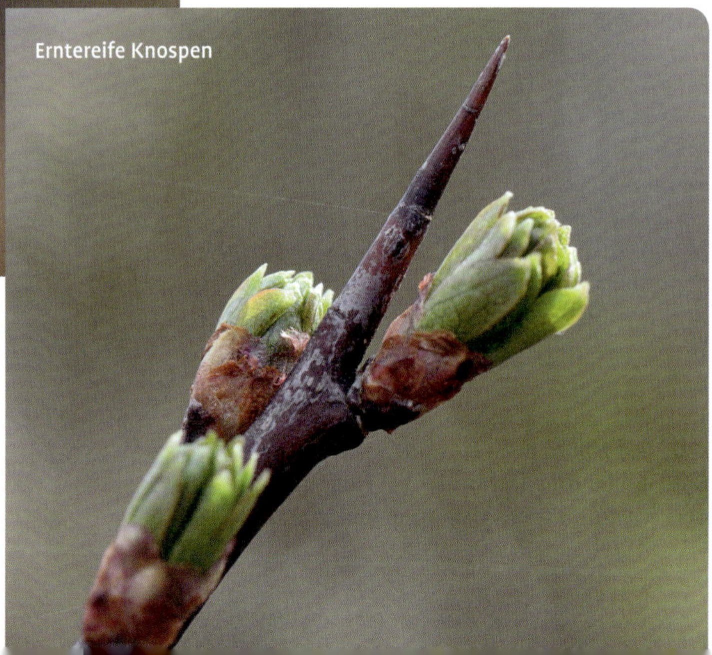

Erntereife Knospen

Den lateinischen Namen Crataegus entlehnt er vom griechischen Wort „krataios", was so viel wie stark und fest bedeutet und sich auf sein hartes Holz bezieht. Es ist bis heute bei Drechslern sehr beliebt.
Um den Weißdorn ranken sich viele Geschichten. Die Dornenpflanze, ein Rosengewächs, schützt das Haus vor bösen Geistern, Dämonen und Vampiren. Sein Holz wurde bei Schutzritualen verräuchert oder zu Zauberstäben verarbeitet.

NATURHEILKUNDLICHER HINTERGRUND

Blüten, Blätter und Früchte werden naturheilkundlich bereits seit dem Altertum bei Herz- und Kreislaufbeschwerden verwendet.

ANWENDUNGSGEBIETE DER KNOSPEN

Zur Herstellung des Mundsprays werden junge, frische **Blattknospen** verwendet.
Die Knospe vereint Eigenschaften der Blüte und der Frucht: Blutdruck und Herzrhythmus werden stabilisiert, der Herzmuskel wird gestärkt.
Crataegus ist das **zentrale Herzmittel** der Gemmotherapie. Bei chronischen Herz- und Kreislauferkrankungen entfaltet es auf lange Sicht mit großer Kraft seine regulative Wirkung.
Bei akuten, schweren Fällen ist es aber nicht ausreichend wirksam. Hier ist ärztliche Unterstützung hinzuzuziehen!

Das Mundspray aus Weißdornknospen erweitert die Herzkranzgefäße. Dadurch verbessert sich die Durchblutung. Der Herzmuskel erhält mehr Sauerstoff und dankt es mit gesteigerter Pumpkraft.
Verbesserte Durchblutung des Herzens und Regulation des Blutdrucks lassen das Blut zügig und gleichmäßig durch die Gefäße fließen und können so der Entstehung der **Arterienverkalkung** vorbeugen.
Die ungenügende Leistung des Herzens in Form einer Herzinsuffizienz erfährt durch dieses Gemmomittel mit seiner stärkenden Kraft gründliche Unterstützung. Besonders das geschwächte Altersherz nimmt die Lebensenergie des Weißdorns dankbar an. Symptome wie Schwäche, Schwindel, Antriebslosigkeit und Müdigkeit können sanft und dauerhaft gemildert werden.

ÜBERBLICK

Crataegus

- *Wirkt* herz- und kreislaufstärkend, blutdruckregulierend.
- *Hilft* bei Herzschwäche, Bluthochdruck.
- *In der Kombination* mit Olea europaea, Rosmarinus officinalis und Vaccinium vitis-idaea verstärkt sich die regulierende Wirkung von Crataegus bei Stoffwechselerkrankungen, die zu Herzbeschwerden führen können (eine vorgefertigte Mischung der vier Mittel ist als Mundspray erhältlich unter dem Namen Olea europaea comp.).

Ficus carica

Feigenbaum

Bei psychosomatischen Beschwerden

DIE PFLANZE

Der Feigenbaum gehört zur Familie der Maulbeergewächse. Ursprünglich in Südostasien heimisch, hat er sich im frostarmen Klima des Mittelmeerraumes akklimatisiert. Altes Mauerwerk und felsiges Gelände bieten ihm den passenden Lebensraum. Er wächst wild oder wird seiner Früchte wegen angebaut. Feigenbäume tragen früh Früchte und blühen mehrmals im Jahr. Am selben Baum können Blütenstände und reife Früchte gesehen werden. Charakteristisch sind die stark gelappten, handtellergroßen Blätter, die im Winter abgeworfen werden. Spiritualität und Sinnlichkeit spiegeln sich von jeher symbolisch im Feigenbaum. Die Blätter dienten Adam und Eva im Garten Eden als Bedeckung, nachdem sie vom Baum der Erkenntnis gegessen hatten und sich ihrer Nacktheit bewusst geworden waren.

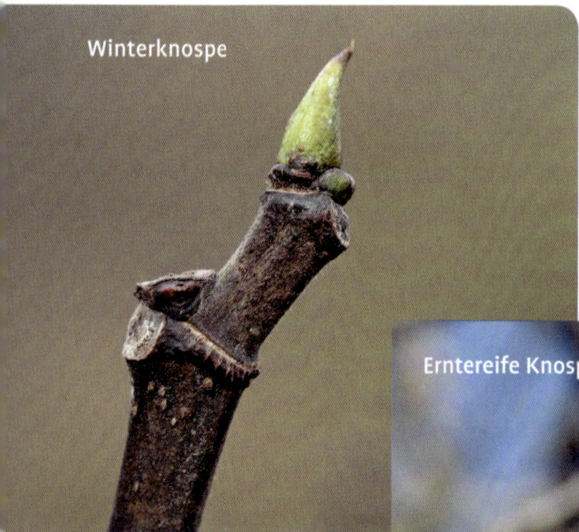

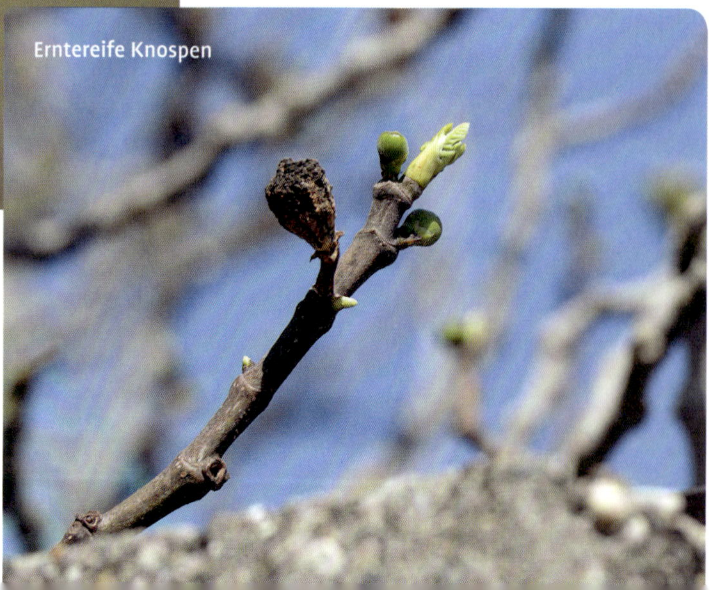

In der Antike erlangte die Feige symbolische Bedeutung für Wohlstand, Fruchtbarkeit und Sexualität.
Im Buddhismus wird der Feigenbaum verehrt, da Buddha unter einem Feigenbaum (*Ficus religiosa*) erleuchtet wurde.

NATURHEILKUNDLICHER HINTERGRUND

Die gesamte Pflanze enthält einen weißen, ätzenden Milchsaft. In der klassischen Volksheilkunde wird dieses Pflanzensekret zur Behandlung von Warzen eingesetzt. Auch eine nervenberuhigende Wirkung wird der Feige zugeschrieben. Die Früchte des Feigenbaumes haben eine leicht abführende Wirkung: Getrocknete Feigen können über Nacht in Wasser eingeweicht und zur Verdauungsförderung verzehrt werden.

ANWENDUNGSGEBIETE DER KNOSPEN

Zur Herstellung des Mundsprays werden junge, frische **Blattknospen** verwendet.
Der Feigenbaum nährt materiell, seelisch und geistig. Seine beruhigende Wirkung auf das vegetative Nervensystem ist beachtlich: **Nervosität** und innerliches Zittern, Angespanntheit, **Angst** und **depressive Stimmungen** werden ausgeglichen und harmonisiert. Auf äußere wie innere Folgen von **Stress** wirkt das Ficus-carica-Spray neutralisierend. Drehen sich abends und nachts die Gedanken im Kopf und verhindern das Einschlafen, bringt das Gemmomittel Ruhe und fördert den **Schlaf**. Die angespannte Seele erholt sich und findet wieder Stabilität und Kraft. Das **Herz** schlägt ruhig und gleichmäßig. **Kopfschmerzen**, die durch zu starke Anspannung entstanden sind, können sich lösen. Angstzustände, die sich konkret als **Prüfungsangst** äußern, werden gelindert. Besonders hilfreich ist dieses Knospenspray bei Seelenzuständen, die aufgrund von Scham und übertriebener sozialer Anpassung entstehen. Wird der eigene Lebensimpuls unterdrückt und versteckt, statt individuell gelebt zu werden, kann das Ficus-carica-Spray stärkend wirken. Dies betrifft **Zwanghaftigkeit** ebenso wie Sexual**neurosen** und dadurch ausgelöste vegetative Störungen. Das Mundspray aus *Ficus carica* übt eine tief greifende Wirkung auf das **Verdauungssystem** aus. Es reguliert den Appetit und die Magensekrete, hilft bei **Magenbrennen** und harmonisiert die Verdauung. Weitere Anwendungsgebiete sind **Bettnässen** und **Warzen**.

ÜBERBLICK

Ficus carica

- *Wirkt* angstlösend, antidepressiv, beruhigend, krampflösend.
- *Hilft* bei Unruhe, Angst, Depression, Stress, Schlafstörungen, Erschöpfung, beschleunigtem Herzschlag, Kopfschmerzen, Prüfungsangst, Zwanghaftigkeit, Neurosen, Appetitlosigkeit, Magenbrennen, Bettnässen, Warzen.

Fraxinus excelsior

Gewöhnliche Esche, Gemeine Esche, Hohe Esche, Esche

Bei Beschwerden der Bänder und Sehnen
Fraxinus excelsior ist die Leitpflanze für Erkrankungen des Bewegungsapparats.

DIE PFLANZE

Die Esche gehört zu den hochwüchsigsten Bäumen Europas. Unter guten Bedingungen wächst die Esche rasch und erreicht eine Höhe von 40 Meter. Ihr Höchstalter beträgt 250 bis 300 Jahre.
Sie gehört zur Familie der Ölbaumgewächse und entwickelt sich ideal auf durchlässigen kalk- und tonhaltigen Böden. Staunässe schätzt sie nicht. Sie wächst aber gerne entlang des Wassers von Bächen oder Flüssen oder in Schluchten und in Gesellschaft von Erle, Eiche, Buche und Pappel.
Auffallend sind ihre gefiederten Blätter. Diese sind insgesamt etwa 20 cm lang und bestehen aus neun bis 15 feingezähnten Teilblättern. Die Esche wirft diese Blätter im Herbst noch grün ab.

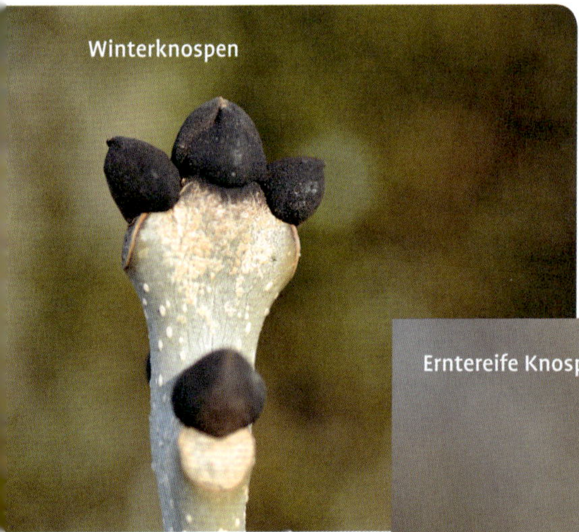
Winterknospen

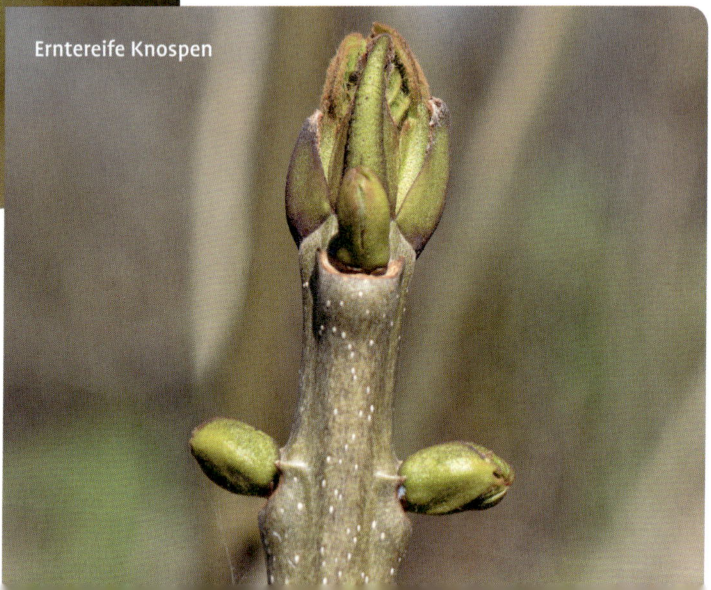
Erntereife Knospen

Das Eschenholz ist wegen seiner wertvollen Eigenschaften – es ist sehr zäh und doch elastisch – sehr begehrt. Seit dem Altertum wurden Pfeile aus Eschenholz hergestellt, heute wird es vor allem zur Herstellung von Möbeln verwendet.
In der germanischen Mythologie wird die Weltenesche Yggdrasil genannt; aus ihr soll der Mensch hervorgegangen sein. Yggdrasil verbindet durch seine Krone, seinen Stamm und seine Wurzeln die drei Welten Himmel, Erde und Unterwelt. Die Weltenesche ist somit Zentrum und Stütze des gesamten Kosmos.

NATURHEILKUNDLICHER HINTERGRUND

Die Eschenblätter wirken wassertreibend, blutreinigend und leicht abführend. In der klassischen Naturheilkunde werden sie zur Unterstützung der Erholung nach grippalen Infekten eingesetzt. Die Anwendung bei rheumatischen Erkrankungen, Polyarthritis, Ödemen und Gicht ist seit dem Altertum bekannt. Auch eine gewisse cholesterin- und harnsäuresenkende Wirkung wird ihnen zugeschrieben.

ANWENDUNGSGEBIETE DER KNOSPEN

Zur Herstellung des Mundsprays werden junge, frische **Blattknospen** verwendet.
Das Hauptanwendungsgebiet des Mundsprays aus *Fraxinus excelsior* liegt im Bereich der **Bänder**, **Gelenke**, **Sehnen** und **Knochen**.
Der Biegsamkeit des Eschenholzes scheint die Elastizität der Bänder zu entsprechen, denn das Knospenspray kann wirksam bei Schmerzzuständen des Bandapparates eingesetzt werden. Es fördert die Elastizität der Bänder und stärkt die Sehnen. Es wirkt entzündungshemmend auf die Ansätze von Bändern und Sehnen und lindert damit tief sitzende Gliederschmerzen. Erkrankungen des rheumatischen Formenkreises sprechen gut auf das Gemmomittel an.
Das Knospenspray aus *Fraxinus excelsior* regt auch die Nierenfunktion an; es steigert dadurch die Harnsäureausscheidung und wirkt somit gegen Gicht.

ÜBERBLICK

Fraxinus excelsior

- *Wirkt* antirheumatisch, entzündungshemmend, fördert die Ausscheidung von Harnsäure.
- *Hilft* bei Bänder- und Sehnenentzündungen, Rheuma, Gicht.
- *In der Kombination* mit Pinus montana und Vitis vinifera verstärkt sich die schmerzlindernde Wirkung von Fraxinus excelsior auf den Band- und Sehnenapparat (eine vorgefertigte Mischung der drei Mittel ist als Mundspray erhältlich unter dem Namen Fraxinus excelsior comp.).

Juglans regia

Walnussbaum, Echte Walnuss, Baumnuss, Welschnuss, Steinnuss, Christnuss

Bei chronischen Störungen im Bereich des Magen-Darm-Traktes sowie der Haut und des Bindegewebes

DIE PFLANZE

Der aus Südosteuropa und Asien stammende sommergrüne Laubbaum ist der einzige europäische Vertreter der Familie der Walnussgewächse. Er ist ein Einzelgänger, wird etwa 15 bis 30 Meter hoch und bildet eine weit ausladende Krone. Dank seiner Pfeilwurzel ist er tief in der Erde verwurzelt. Allerdings ist er stark frostempfindlich, weshalb er vorwiegend im Weinbauklima verbreitet ist. Besonders gut wächst der Walnussbaum auf tiefgründigen, nahrhaften, kalkhaltigen Lehm- und Tonböden. Walnussbäume treiben spät aus und verlieren ihre länglich-eiförmigen Fiederblätter früh. Nur fünf Monate im Jahr zeigen sie ihr grünes Kleid.

Doch verwöhnen sie uns mit zwei wertvollen Dingen: ihrem edlen Holz und – es klingt im lateinischen Namen „regia“ bereits an – der

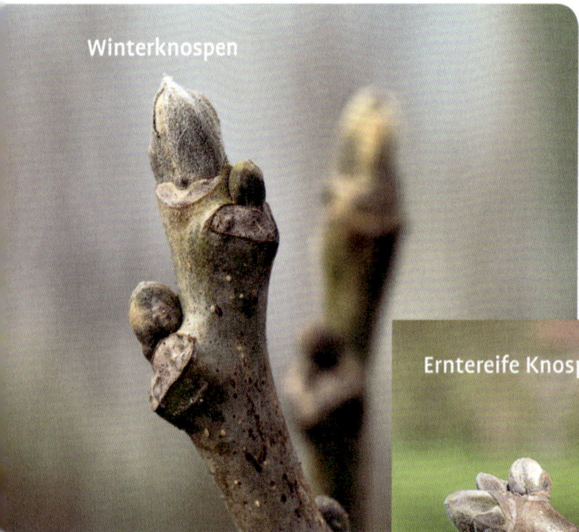
Winterknospen

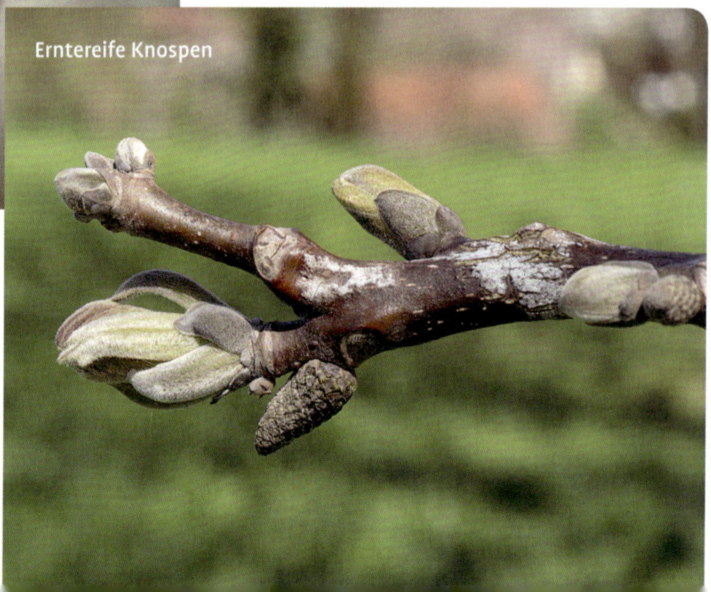
Erntereife Knospen

königlichen Nuss. Die Nüsse sind sehr nahrhaft (ca. 55 Prozent Fett); sie enthalten unter anderem die wertvolle Linolensäure – dazu diverse Mineralien und Vitamine.

NATURHEILKUNDLICHER HINTERGRUND

Verwendet werden die Blätter, die grünen Nüsse, das Öl und die Rinde. Die Walnussblätter haben einen hohen Gerbstoffgehalt, der ihnen eine ausgeprägt zusammenziehende Wirkung auf Haut und Schleimhaut verleiht. Dies hilft bei Hautleiden, übermäßiger Schweißbildung und Magen-Darm-Erkrankungen. Die getrockneten äußeren Schalen der Früchte wurden zum Färben von Textilien und Haaren verwendet. Der Verzehr der reifen Nüsse soll aufgrund der darin enthaltenen essenziellen Öle die Elastizität der Blutgefäße fördern.

ANWENDUNGSGEBIETE DER KNOSPEN

Zur Herstellung des Mundsprays werden junge, frische **Blattknospen** verwendet.

Das Knospenspray aus *Juglans regia* wirkt regulierend auf den Magen-Darm-Trakt. Es hilft gegen chronischen **Durchfall** und regeneriert die Darmflora, sei sie geschädigt durch die Nebenwirkungen einer Antibiotikatherapie oder durch eine gestörte Verdauung. So werden mithilfe der *Juglans-regia*-Knospen Völlegefühl und Blähungen nach dem Essen gemildert.

Ebenso kann das Knospenspray des Walnussbaums bei Verdauungsstörungen hilfreich sein, die durch eine geschwächte Funktion der **Bauchspeicheldrüse** bedingt sind. Auch auf die **Leber** wirkt das Gemmospray regenerierend und entgiftend. Der Leberstoffwechsel wird angeregt, Giftstoffe werden ausgeschieden und überschüssiges Cholesterin wird abgebaut.

Auf die Haut und die Schleimhäute entfaltet das Knospenmazerat seine Wirkung sowohl bei entzündlichen als auch bei chronischen Erkrankungen; dazu zählen zum Beispiel Aphten, Akne, Herpes sowie Ekzeme und Schuppenflechte. Während bei den akuten Erkrankungen eher die entgiftende Wirkung helfen dürfte, ist es bei den chronischen Erkrankungen eher die immunstärkende oder entzündungshemmende Wirkung, die auch chronische Bindegewebeerkrankungen zu lindern vermag. Die entzündungshemmende Wirkung wirkt sich auch auf die Gelenke aus, denn Juglans regia hilft, die entzündlichen Schübe einer **Polyarthritis** einzudämmen.

ÜBERBLICK

Juglans regia

- *Wirkt* entzündungshemmend (chronische Entzündungen), leberregenerierend, leberentgiftend, verdauungsfördernd.
- *Hilft* bei chronischem Durchfall, Bindegewebeerkrankungen, Hautinfekten, chronischen Ekzemen, Polyarthritis.
- *In der Kombination* mit Vitis vinifera, Calluna vulgaris und Corylus avellana verstärkt sich die entzündungshemmende Wirkung von Juglans regia bei chronischen Erkrankungen (eine vorgefertigte Mischung der vier Mittel ist als Mundspray erhältlich unter dem Namen Vitis vinifera comp.).

Juniperus communis

Wacholder, Machandel, Kranewitt, Feuerbaum, Räucherstrauch

Zur Aktivierung der Leber- und Nierenfunktion

DIE PFLANZE

Der immergrüne, stachelige Strauch oder Baum, auch „Zypresse des Nordens" genannt, gehört zur Familie der Zypressengewächse. Bekommt er genügend Sonnenlicht, dann kann er unabhängig von der Bodenbeschaffenheit bis zu 15 Meter hoch werden. Er bevorzugt sonnige, kalkhaltige und niederschlagsarme Weideflächen und wächst an brach liegenden Hängen und auf Lichtungen. Mit anderen lichthungrigen Pflanzen, wie Föhren, Birken, Preiselbeeren und Rosengewächsen, fühlt er sich wohl.
An Klima und Temperatur hat der Wacholder keine großen Ansprüche und passt sich daher Hitze wie Kälte an: Er wächst am Mittelmeer, im Flachland und im Gebirge.
Seine Beeren benötigen für die Reife drei Jahre, sodass sich an einem Strauch immer unreife (grüne) und reife (dunkelblaue) Beeren gleichzeitig befinden.

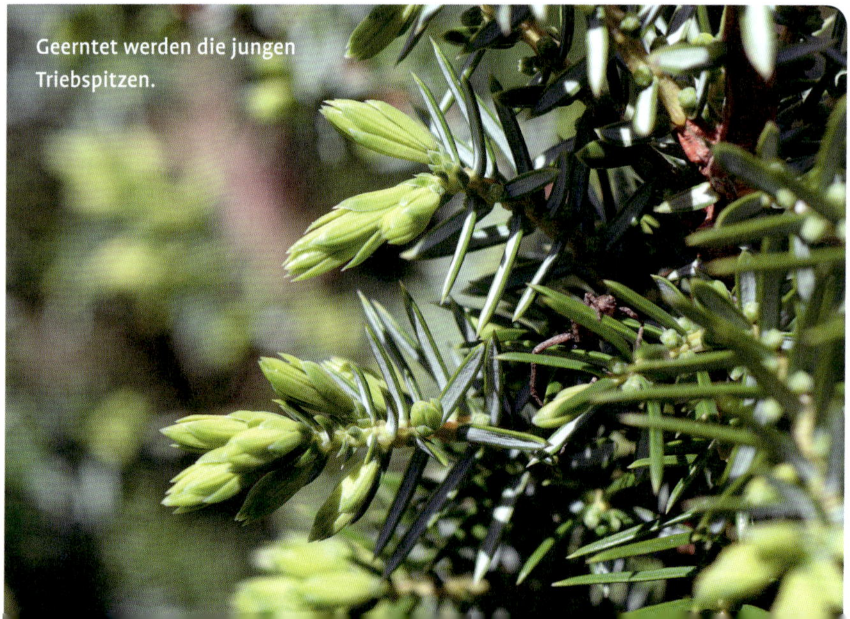

Geerntet werden die jungen Triebspitzen.

Holz, Zweige und Beeren werden auch zum Räuchern verwendet. Der Rauch riecht frisch und würzig; er gilt als desinfizierend und reinigend, weswegen er vor allem während der Pestzeit häufig verwendet wurde.
Als immergrüner Strauch symbolisiert der Wacholder Lebenskraft und Vitalität.

NATURHEILKUNDLICHER HINTERGRUND

Medizinisch werden vor allem die blau-schwarzen Beeren verwendet. Sie wirken anregend auf die Nierentätigkeit, dadurch stark wassertreibend und antirheumatisch. Bei Husten, Appetitlosigkeit und Durchfällen, bei Leber- und Galleleiden wurde Wacholder schon seit dem Altertum eingesetzt; er galt als eigentliches Universalheilmittel.

ANWENDUNGSGEBIETE DER KNOSPEN

Verwendet werden die jungen, frischen **Wacholdertriebe**. Unsere wichtigen Ausscheidungsorgane sind **Leber** und **Niere**. Das Knospenspray aus *Juniperus communis* wirkt auf beide Organe und hilft ihnen, unseren Körper zu reinigen und zu entgiften. Es stärkt den Gesamtorganismus und wird damit zu einem der wichtigsten Gemmomittel überhaupt.
Die **Ausleitung** ist besonders wichtig bei chronischen Erkrankungen. Hier unterstützt es sanft die Heilung, indem es die Reinigungsprozesse unseres Körpers aktiviert.
Das Mundspray aus Wacholdertrieben wirkt entzündungshemmend und wassertreibend. Es normalisiert den Wasserhaushalt und hilft, Ödeme aus dem Körper auszuschwemmen. Chronische Nierenbecken-, Blasen- und Nierenentzündungen werden gelindert, die Bildung von Nierensteinen wird durch die angeregte Ausscheidungstätigkeit der Niere verhindert.
Alle Funktionen der Leber werden durch das Wacholderspray gestärkt, der Stoffwechsel wird angeregt. Dies wirkt sich auf den gesamten Verdauungstrakt aus: Völlegefühl, Magenbrennen und Blähungen werden gemildert, die Verdauung wird gefördert. Der Cholesteringehalt im Blut wird gesenkt. Durch Gicht hervorgerufene Beschwerden können gelindert werden. Personen, die Süßes ein wenig zu sehr lieben, den Appetit und ihr Gewicht regulieren möchten, werden im Juniperus-communis-Spray einen starken Helfer zur Seite haben.

ÜBERBLICK

Juniperus communis

- *Wirkt* entgiftend und ausleitend über Leber und Niere, harntreibend und verdauungsfördernd.
- *Hilft* bei gewünschter Appetitregulation, Vorbeugung der Arteriosklerose, Ausleiten und Entgiften, Blähungen, erhöhtem Cholesterin, Durchfall nach Antibiotikabehandlung, Gallensteinen, Gicht, Gewichtsregulierung, Hämorrhoiden, Juckreiz, Heuschnupfen, Leberschutz, Magenbrennen, Ödemen und Stauungszuständen, Parodontose, Verdauungsförderung bei Völlegefühl, Heißhunger auf Süßes, Well-Aging und schlaffer Haut.

Olea europaea

Olivenbaum, Echter Ölbaum

Für Gefäßschutz und Fettstoffwechsel. Olea europaea ist die Leitpflanze für Stoffwechselerkrankungen.

DIE PFLANZE

Der Olivenbaum gehört zur Familie der Ölbäume. Er wächst auf kargem, steinigem Boden und erreicht eine Höhe von 10 bis 20 Metern. Zum Wachstum benötigt er viel Zeit, jedoch wird er auch sehr alt: mehrere hundert Jahre sind keine Seltenheit.

Der Olivenbaum ist eine immergrüne Pflanze. Er wird seit der Antike im warmen Klima kultiviert. Mit seiner Hartlaubigkeit ist er optimal an das mediterrane Klima angepasst. Er erträgt Hitze, kommt mit wenig Wasser aus, ist jedoch kälteempfindlich. Nicht nur wegen seines schön gemaserten Holzes ist er begehrt, sondern vor allem wegen seiner Steinfrüchte, der ölhaltigen Oliven.

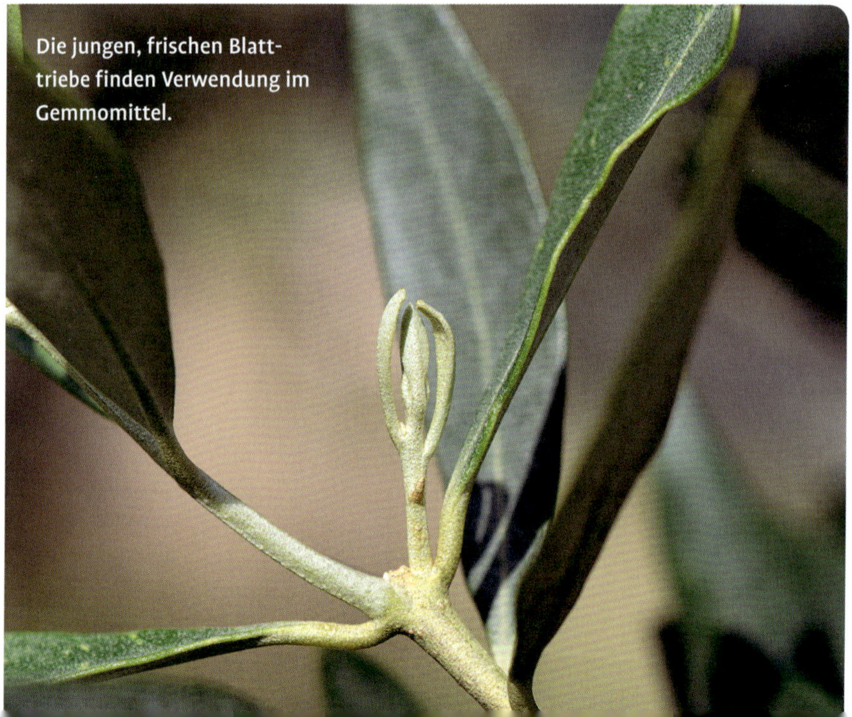

Die jungen, frischen Blatttriebe finden Verwendung im Gemmomittel.

Der Olivenbaum wurde seit dem Altertum hochgeschätzt; seine Früchte waren Nahrung, das Öl daraus spendete Licht, wurde aber auch als Ritualöl und Opfergabe verwendet. In der griechischen Mythologie wird erzählt, dass die Göttin Athene ihrer Stadt Athen im Wettstreit gegen Poseidon den Olivenbaum geschenkt haben soll. So steht noch heute ein Olivenbaum auf der Akropolis; ob er wohl wirklich ein Schössling aus dem mehr als 2000 Jahre alten Strunk ist? So lange der Olivenbaum dort lebe und blühe, so lange stehe die Stadt Athen! So ist der Ölbaum Sinnbild für Langlebigkeit, Erfolg, Frieden und Fruchtbarkeit.

NATURHEILKUNDLICHER HINTERGRUND

Die Blätter werden in der Volksheilkunde zur Normalisierung des Blutdrucks und zur Vorbeugung der Arterienverkalkung eingesetzt. Das Öl eignet sich, meistens angereichert mit anderen schmerzlindernden Essenzen, als Einreibungsmittel bei Muskel- und Gelenkschmerzen sowie als Pflegemittel für die Haut. Vor allem aber wirkt sich der Verzehr von Olivenöl günstig auf das Herz-Kreislauf-System und auf den Fettstoffwechsel aus: Aufgrund dieser Eigenschaften ist kalt gepresstes Olivenöl zentraler Bestandteil der sogenannten mediterranen Diät.

ANWENDUNGSGEBIETE DER KNOSPEN

Verwendet werden die frischen, jungen **Blatttriebe**.
Das Gemmospray aus den Knospen des Ölbaumes hat eine schützende Wirkung auf die arteriellen **Blutgefäße** und verbessert die Fließeigenschaften des Blutes. Dies wirkt sich sowohl im Gehirn als auch am Herzen und in den Arterien der Extremitäten aus. Es verbessert die Durchblutung des Gehirns und unterstützt damit das Gedächtnis. Auch an den Herzkranzgefäßen beugt es den **arteriosklerotischen Veränderungen** vor und bewahrt dadurch vor Angina pectoris. Leicht erhöhter Blutdruck kann sich wieder normalisieren. Verengungen der Blutgefäße der Extremitäten – unter anderem im Zusammenhang mit der Zuckerkrankheit – wird mit dem Knospenspray ebenfalls vorgebeugt.
Dank der Senkung des **Cholesterinspiegels** ist das Olea-Gemmospray ein wichtiges Heilmittel für die Behandlung des metabolischen Syndroms (Übergewicht, Bluthochdruck, Fettstoffwechselstörung, Zuckerstoffwechselstörung).

ÜBERBLICK

Olea europaea

- *Wirkt* verbessernd auf die arterielle Durchblutung, blutdruckregulierend, cholesterinspiegelsenkend.
- *Hilft* bei Arterienverkalkung (Gehirn, Herzkranzgefäße, Blutgefäße der Extremitäten), Bluthochdruck, zu hohem Cholesterin.
- *In der Kombination* mit Crataegus, Rosmarinus officinalis und Vaccinium vitis-idaea verstärkt sich die regulierende Wirkung von Olea europaea bei Stoffwechselerkrankungen, insbesondere dem metabolischen Syndrom (eine vorgefertigte Mischung der vier Mittel ist als Mundspray erhältlich unter dem Namen Olea europaea comp.).

Pinus montana

Bergkiefer, Legföhre, Bergföhre, Latsche

Bei degenerativen Veränderungen der Gelenke

DIE PFLANZE

Pinus montana (botanisch korrekt heißt sie *Pinus mugo*)gehört zur Familie der Kieferngewächse. Sie tritt in vielerlei genetisch fixierten Erscheinungsformen auf: Sie kann einstämmig oder vielstämmig sein, gleicht eher einem Baum oder einem großen Strauch, steht mal aufrecht oder beugt sich unter anderen Standortbedingungen mehr zum Boden, breitet sich aus, bleibt niedriger und lässt ihre Äste bogig unter der breiten, lockeren Krone ansteigen. Ihre Anpassungsfähigkeit ist so beeindruckend wie die Vielfalt ihrer Wuchsformen: Sie ist äußerst standorttolerant, besiedelt die subalpinen Gegenden Europas, wobei in den Pyrenäen und Westalpen nur die aufrechte Form, in den Ostalpen und Karpaten nur die niederliegende Form vorkommt. Flachgründige, trockene Böden auf Fels und Schutt akzeptiert sie ebenso wie stark durchnässte, selbst nährstoffarme Hochmoorflächen.

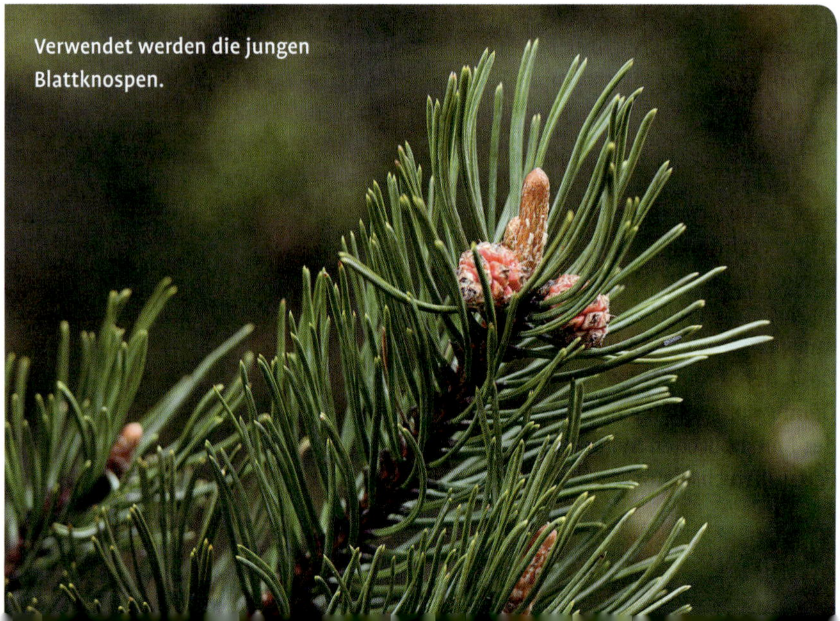
Verwendet werden die jungen Blattknospen.

Sie ist absolut winterhart und widersteht Schneedruck. Ihr Wurzelwerk ist so weitreichend, dass sie sich fest im Boden verankert und diesem Halt gibt, wie er sie seinerseits stabilisiert. Sie sichert Geröllhalden und verhindert Steinschlag. In all ihrer Anpassungsfähigkeit hat sie nur einen einzigen Anspruch: Sie liebt das Licht und die Sonne.

NATURHEILKUNDLICHER HINTERGRUND

Zweige und Nadeln der Legföhre enthalten das als Latschenkiefernöl bekannte Heilmittel, ein ätherisches Öl, das durch Wasserdampfdestillation aus den Nadeln gewonnen wird. Ihm werden günstige Eigenschaften zur Linderung rheumatischer Beschwerden und Nervenschmerzen sowohl bei innerlicher als auch bei äußerlicher Anwendung zugeschrieben. Inhalationen mit diesem Terpentinöl wurden bei Erkältungen und langwieriger Bronchitis angewendet.

ANWENDUNGSGEBIETE DER KNOSPEN

Zur Herstellung des Mundsprays werden junge, frische **Blattknospen** verwendet.
Ruft man sich die Eigenschaften der Legföhre ins Gedächtnis, verwundert es kaum, dass sie bei **Arthrose**, **Gelenkschmerzen** und **Rheuma** schmerzlindernd und regenerierend wirkt. Diese Pflanze, die als Strauch oder Baum erscheint, die nach oben oder kriechend auf dem Erdboden wächst, ist so biegsam, dass winterliche Lawinen über sie hinwegrollen, ohne ihr großen Schaden zuzufügen. So verhilft ihr Knospenextrakt den arthrotisch veränderten Gelenken zu mehr Beweglichkeit. Am deutlichsten ist ihre Wirkung an den großen Gelenken, Schulter, Hüfte und Knie, spürbar. Selbstverständlich profitieren auch die kleinen Gelenke. Pinus montana hilft, dass kleinere Schäden am Gelenkknorpel wieder repariert und remineralisiert werden. Davon kann auch die Wirbelsäule profitieren: Die osteoporotischen Veränderungen können aufgehalten und den gefürchteten Wirbelfrakturen kann vorgebeugt werden. Bei den entzündlichen rheumatischen Erkrankungen hilft die Latschenkiefer beim Heilen der entzündeten Sehnen- und Bandansätze. Doch auch hier ist nicht mit einer raschen Veränderung der schmerzhaften Prozesse zu rechnen. Dem Patienten wird Geduld abverlangt, damit das Spray seine Wirkung entfalten kann.

ÜBERBLICK

Pinus montana

- *Wirkt* schmerzlindernd, *Unterstützung remineralisierender und regenerierender Prozesse im Gelenk- und Wirbelsäulenbereich.*
- *Hilft* bei Arthrose (*vorwiegend bei großen Gelenken*), *Gelenkschmerzen, Rheuma, Osteoporoseprophylaxe.*
- *In der Kombination* mit *Fraxinus excelsior und Vitis vinifera verstärkt sich die schmerzlindernde Wirkung von Pinus montana auf die Gelenke (eine vorgefertigte Mischung der drei Mittel ist als Mundspray erhältlich unter dem Namen Fraxinus excelsior comp.).*

Ribes nigrum

Schwarze Johannisbeere, Schwarze Ribisel, Schwarze Träuble, Cassis

Bei akuten Entzündungen und Allergien

DIE PFLANZE

Die Schwarze Johannisbeere, ursprünglich auch eine Wildpflanze, wird seit Jahrhunderten in den Gärten Mitteleuropas angepflanzt. Sie liebt feuchte Böden und bevorzugt sonnige bis halbschattige Lagen. Dort treibt sie geduldig ihre gerbstoffhaltigen, herben, schwarzen Beeren hervor.

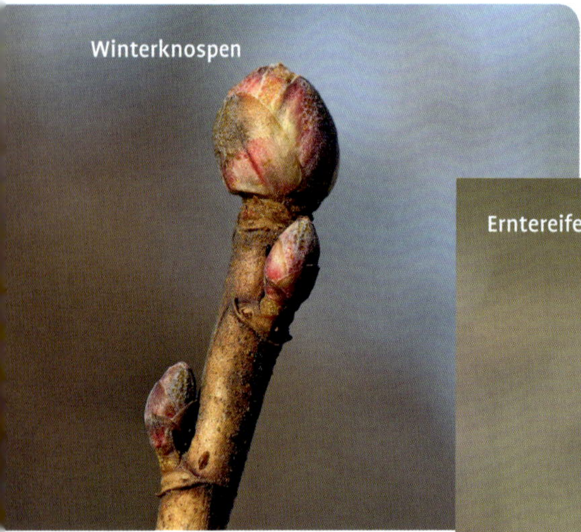

Winterknospen

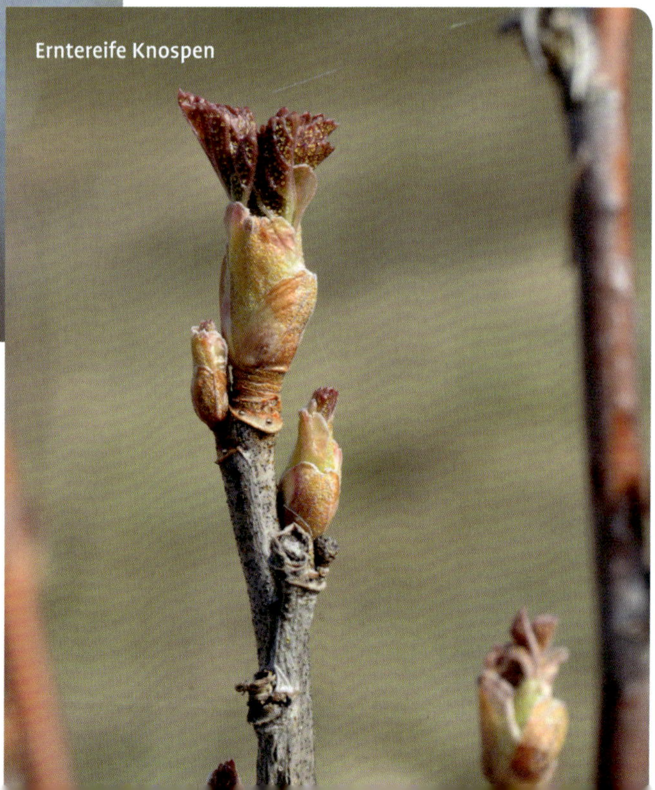

Erntereife Knospen

NATURHEILKUNDLICHER HINTERGRUND

Aufgrund der unten erwähnten Inhaltsstoffe spricht man hier von einem **pflanzlichen Kortison**. Es hemmt Entzündungen und stärkt die Abwehr. Allergische Reaktionen werden wirksam beeinflusst. Zudem ist bekannt, dass es die Kältewiderstandsfähigkeit stärkt und dadurch die Erkältungsneigung mindert.

ANWENDUNGSGEBIETE DER KNOSPEN

Das gemmotherapeutische Ribes-nigrum-Spray entsteht aus den frischen, jungen **Blattknospen**. Es ist ein wahres Kraftpaket: Aminosäuren, Flavonoide, Vitamin C und Phenolderivate sind in Fülle darin enthalten.
Das Medikament aus Ribes-nigrum-Knospen ist das am besten untersuchte und am häufigsten angewendete Gemmotherapeutikum. Es ist das **Akutmittel** schlechthin.
Eine seiner Hauptwirkungen entfaltet das Ribes-nigrum-Spray bei **Heuschnupfen** und **Allergien**. Der andere wichtige Effekt betrifft die nachgewiesenen entzündungshemmenden Eigenschaften. Es hilft bei allen Formen beginnender und wiederkehrender **Entzündungen**, zum Beispiel bei Erkältungen, chronischer Bronchitis, bei Asthma und Beschwerden im Hals-Nasen-Ohren-Bereich.
Kleinkindern und Kindern mit Erkältungsneigung, Schnupfen, Halsweh und Mittelohrentzündung kann durch rasch verabreichtes Ribes-nigrum-Spray häufig geholfen werden, indem das Immunsystem gestärkt wird.
Die **Stärkung der lokalen Abwehr** im Hals-Rachen-Bereich findet noch ein weiteres Anwendungsgebiet: die Unterstützung der Immunabwehr bei Patienten, die Chemo- oder Radiotherapie erhalten.
Auch unser größtes Organ, die **Haut**, profitiert vom Einsatz des Ribes-nigrum-Sprays: akute und chronische Ausschläge wie Akne, Ekzeme, Herpes und Psoriasis erfahren Linderung. Die antiödematösen Qualitäten des Arzneimittels helfen Patienten mit Nesselfieber.
Unterstützend: Bei **Arthrose**, Arthritis und anderen Gelenkbeschwerden kann das Ribes-Spray helfen, die unangenehmen Schmerzsymptome zu lindern.

ÜBERBLICK

Ribes nigrum

- *Wirkt* antiallergisch, entzündungshemmend, abwehrstärkend, schmerzlindernd, aufbauend und stärkend.
- *Hilft* bei akuten Entzündungen, Heuschnupfen, Allergie, akutem Schnupfen, schleimigem Husten, Akne, Ekzemen, Herpes, Aphten, Nesselfieber, unterstützend bei Gelenkbeschwerden, Gastritis, Reizdarm, Migräne, akuter Blasenentzündung, Prostatabeschwerden.

Wichtig:
Bei den allerersten Anzeichen einer Erkrankung sofort und häufig einnehmen.

Rosa canina

Heckenrose, Hundsrose, Wildrose, Hagrose, Hagebutte

Bei chronischen und wiederkehrenden Entzündungen im HNO-Bereich

DIE PFLANZE

Die sommergrüne, aufrechte Heckenrose wächst als Strauch mit langen, überhängenden Zweigen. Ihre bogigen Äste sind reichlich mit Stacheln bewehrt. Sie gehört zur Familie der Rosengewächse. Die Hundsrose wird zwei bis drei Meter hoch; wenn sie sich an anderen Bäumen oder Sträuchern festhaken kann, auch noch etwas höher. Sie ist anpassungsfähig, sehr wuchskräftig und äußerst widerstandsfähig. Diese wertvollen Eigenschaften ermöglichen es ihr, im Dickicht, in Hecken und auf Böschungen ihren Platz zu finden. An den Boden stellt sie kaum Ansprüche, einzig Staunässe ist ihr unangenehm. Rosen werden seit dem Altertum als Heilpflanze hochgeschätzt, einerseits wegen ihrer Vitamin-C-haltigen Früchte, den Hagebutten, und andererseits wegen des aus den Blüten gewonnenen Rosenöls.

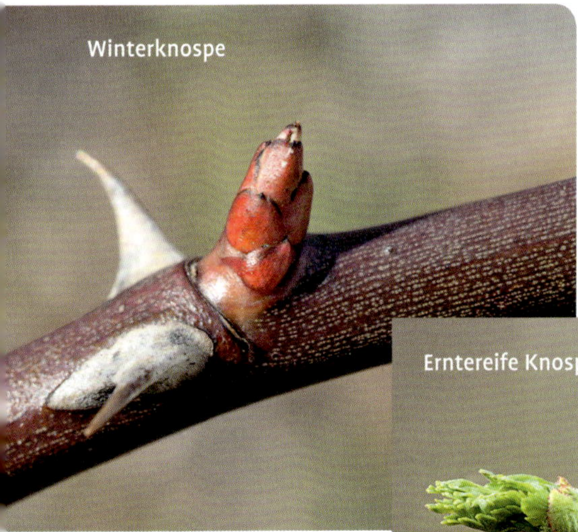

Winterknospe

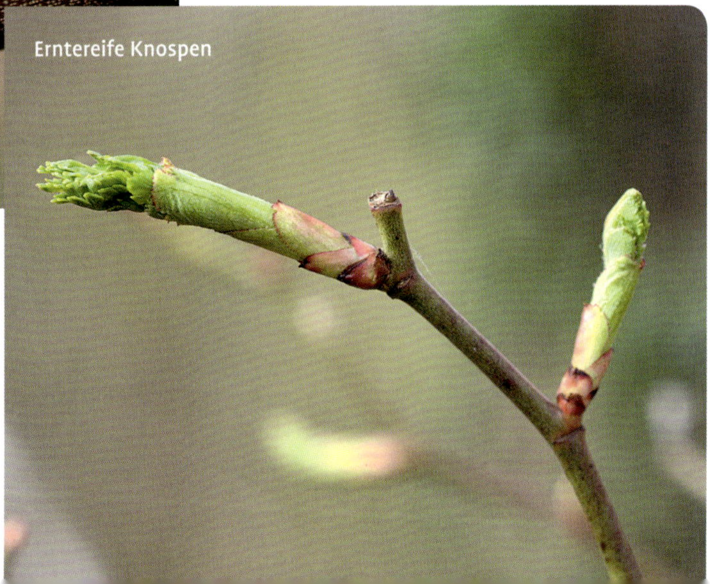

Erntereife Knospen

Bei den Germanen war sie als Pflanze der Göttin Freya zugeordnet; Freya gilt als die Göttin der Liebe und Ehe. Die Liebe, die Liebe über den Tod hinaus und die Überwindung des Todes sind in ihr als Symbol verwoben – das Märchen Dornröschen erzählt davon.

NATURHEILKUNDLICHER HINTERGRUND

In der Volksheilkunde wird die Heckenrose bei Husten, Entzündungen, Magenkrämpfen und zur Stärkung des Herzens verwendet. Sie hilft gegen Warzen, Ekzeme und bei Herpes. Ein Tee aus ihren vitaminreichen Früchten, den Hagebutten, dient zur Vorbeugung und Behandlung von Erkältungskrankheiten und grippalen Infekten. Das Rosenöl fand seit jeher Verwendung in der Kosmetik.

ANWENDUNGSGEBIETE DER KNOSPEN

Zur Herstellung des Mundsprays werden junge, frische **Blattknospen** verwendet.
Das Gemmospray aus *Rosa canina* ist eines der Hauptheilmittel bei chronisch wiederkehrenden Erkrankungen im Hals-Nasen-Ohren-Bereich.
Entzündungen des Gehörgangs, der Nase, der Luftröhre und des Rachens sprechen gut auf Rosa-canina-Spray an; Schnupfen, Erkältung, Fieber werden gelindert. Angezeigt ist das Mundspray auch bei wiederholten Mandelentzündungen. Bei einer leichten Bronchitis oder bei Bronchitis im Anfangsstadium kann es ebenfalls eingesetzt werden.
Die Widerstandskraft der Heckenrose scheint sich vor allem in ihrem langen Atem bei der Heilwirkung zu spiegeln: Sie ist besonders nützlich bei hartnäckigen **Erkältungen**, bei wiederkehrenden Erkrankungen, bei **chronischen Entzündungen**. Sehr empfehlenswert ist das Mittel bei Kindern, die immer wieder krank werden und wiederholt Beschwerden aus dem HNO-Bereich beklagen. Bei regelmäßiger Anwendung des Sprays wird die **Infektanfälligkeit** vermindert. Rosa canina stärkt das **Immunsystem** und wirkt antiviral und entzündungshemmend.
Schmerzen generell und insbesondere Ohrenschmerzen sprechen gut auf das Spray an. Empfehlenswert ist Rosa-canina-Spray auch für Personen, die unter Migräne und Stirnkopfschmerzen leiden.

ÜBERBLICK

Rosa canina

- *Wirkt antiviral, immunstärkend und antiallergisch.*
- *Hilft bei Entzündungen im Rachen, Erkältung, Fieber, trockenem Schnupfen, Infektanfälligkeit als Folge von Immunschwäche, Ohrenschmerzen, Stirnkopfschmerzen, Migräne, Schmerzen generell.*

Rosmarinus officinalis

Rosmarin

Zur Aktivierung der Leber, der Galle und bei akuten Entzündungen Rosmarinus officinalis ist die Leitpflanze für akute Erkrankungen.

DIE PFLANZE

Rosmarin wächst in seiner Heimat, dem Mittelmeerraum, wild. Er gehört zur Familie der Lippenblütler, in der viele Heilpflanzen mit ätherischen Inhaltsstoffen zu finden sind. Der immergrüne Strauch mit den nadelförmigen, intensiv duftenden Blättern wird etwa einen Meter hoch. Seine himmelblauen Blüten werden von den Bienen sehr gerne aufgesucht, weil er zeitig im Frühjahr blüht. Er mag trockene, felsige, kalkreiche Böden, ist insgesamt anspruchslos. Zum Gedeihen benötigt er Sonne und Wärme, stärkeren Frost verträgt er nicht.
In früheren Jahrhunderten war ein Rosmarinzweig als Schutz vor bösen Geistern bei allen wichtigen Lebensabschnitten – Geburt, Taufe, Heirat, Beerdigung – mit dabei.
Wir kennen und schätzen ihn vor allem als Würzkraut in der Küche.

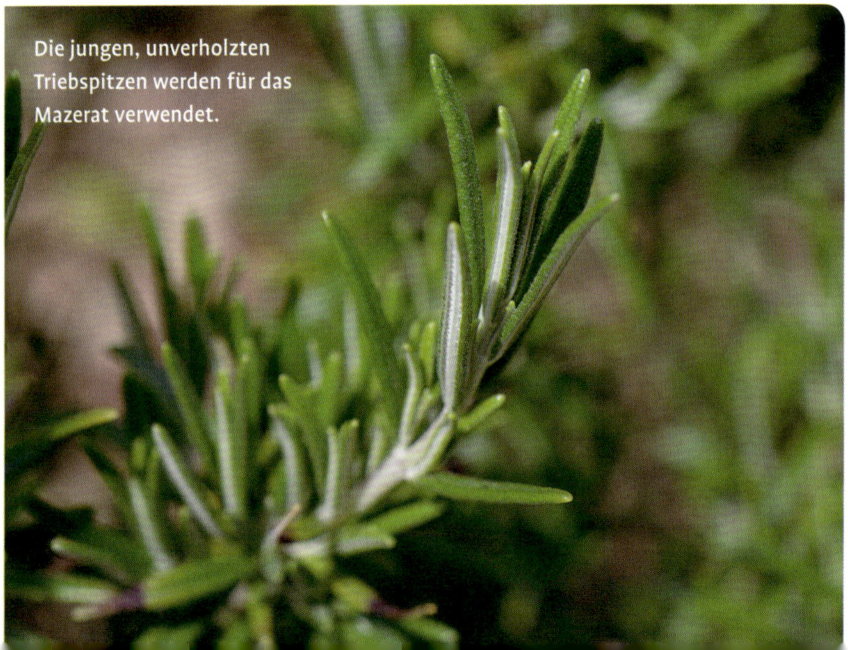

Die jungen, unverholzten Triebspitzen werden für das Mazerat verwendet.

NATURHEILKUNDLICHER HINTERGRUND

In der klassischen Pflanzenheilkunde wird der Rosmarin seit dem Mittelalter als stärkendes Mittel, vor allem bei akuten Erkrankungen, hochgeschätzt. Bei chronischen Schwächezuständen und niederem Blutdruck ist seine belebende und appetitanregende Wirkung in Form von Tee oder sogar Bädern ebenfalls willkommen. Dass man den Rosmarin in früheren Jahrhunderten als Arznei verwendete, darauf weist auch sein zweiter lateinischer Namen „officinalis" hin.

ANWENDUNGSGEBIETE DER KNOSPEN

Verwendet werden die jungen, frischen, nicht verholzten **Triebspitzen**.
Der Rosmarin fördert die **Leberfunktion** und verfügt über eine hohe Leberschutzwirkung. Er regt die Absonderung der **Galle** an. Dadurch wirkt er sich positiv auf eine Senkung der Cholesterinwerte aus.
Generell hilft das Rosmarin-Gemmospray bei der Entgiftung des Körpers. So können auch erhöhte Harnstoff- und Harnsäurewerte sowie Störungen des Salz- und Mineralhaushalts reguliert werden. Interessant kann seine Anwendung sein, wenn eine Antibiotikabehandlung nötig war. Neben seinem Wirkungskreis im Bereich von Leber und Galle hat das Mundspray aus Rosmarinus officinalis überzeugende Qualitäten bei der Behandlung **akuter Entzündungen**, seien diese im Hals-Nasen-Ohren-Bereich, in den Bronchien oder in der Blase. Das Gemmomittel sorgt für eine bessere Durchwärmung und aktiviert das Immunsystem. Im Bereich des Magen-Darm-Traktes wirkt Rosmarin entkrampfend und kann bei Magenbrennen und Völlegefühl angewendet werden, hilft aber auch langfristig, zum Beispiel bei Übergewicht.
Weitere Qualitäten zeigt das Spray im Bereich **Allergien** und **Hauterkrankungen**. Es unterstützt bei Nesselfieber, akuten Ekzemen und bei Akne.
Nicht unerwähnt soll die stimulierende oder tonisierende Wirkung des Rosmarin-Gemmosprays bleiben; es hilft bei Schwäche und Antriebslosigkeit.

*Wichtig: Während der Schwangerschaft sollte vorsichtshalber kein Rosmarin-Produkt eingenommen werden.
Bei Leber- und Gallenerkrankungen sollte mit einer medizinischen Fachperson Rücksprache genommen werden.*

ÜBERBLICK

Rosmarinus officinalis

- *Wirkt* entzündungshemmend, leberschützend und leberentgiftend, gallenflussanregend, cholesterinspiegelsenkend, gewichtsregulierend, antiallergisch, verdauungsfördernd, entgiftend, tonisierend.
- *Hilft* bei akuten Infekten, Leber-Galle-Störungen, zu hohem Cholesterin, Darmkoliken, Magenbrennen, Völlegefühl, Übergewicht, Ausleitung nach Antibiotikabehandlung, Allergien, akuten Ekzemen, Nesselfieber, Akne, Antriebslosigkeit.
- *In der Kombination* mit Olea europaea, Crataegus und Vaccinium vitis-idaea wird seine leberschützende und cholesterinsenkende Wirkung betont (erhältlich unter dem Namen Olea europaea comp.).
- Die entzündungshemmende Wirkung von Rosmarinus officinalis wird verstärkt durch die *Kombination* mit Alnus glutinosa und Carpinus betulus (erhältlich unter dem Namen Rosmarinus officinalis comp.).

Rubus fruticosus

Brombeerstrauch

Zum Knochenaufbau und Wiederaufbau des Lungengewebes

DIE PFLANZE

Die Brombeere gehört wie die Heckenrose zur Familie der Rosengewächse. Der sommergrüne Strauch wird bis zu drei Meter hoch. Ihre langen, sehr stachligen Ranken durchwachsen umgebende Büsche und Bäume. Sie bevorzugt sonnige bis halbschattige Lagen und ist häufig in lichten Wäldern oder an Waldrändern auf kalk- und stickstoffreichen Böden anzutreffen.

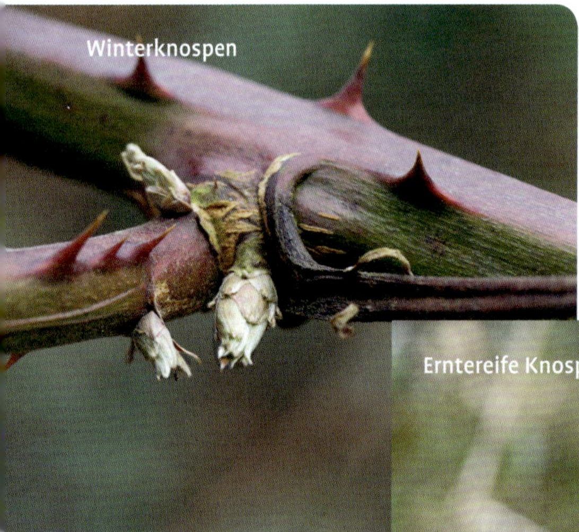

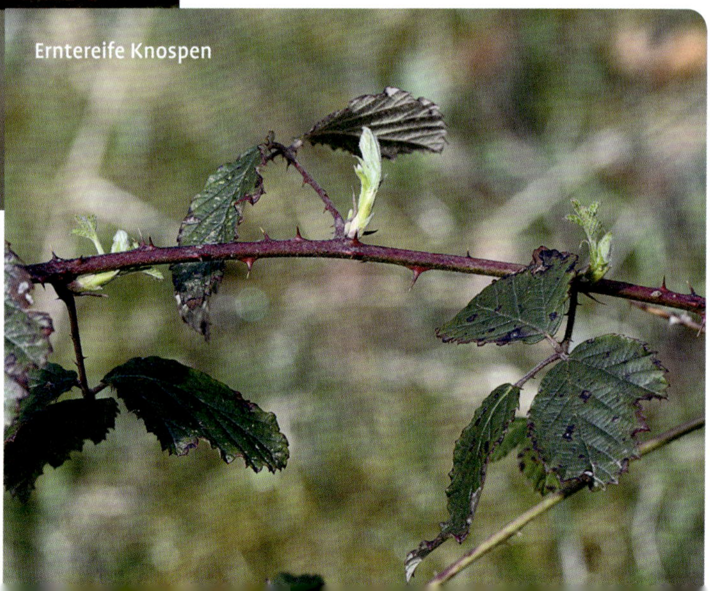

Die Eigenart der Brombeerpflanze, dass ihre langen Triebe, sobald sie den Boden berühren, Wurzeln schlagen, hat zu manchen Geschichten geführt. Beispielsweise gab es den Brauch, unter den entstandenen Pflanzenbögen hindurchzukriechen, um von Krankheiten geheilt und vor bösem Zauber geschützt zu werden.

NATURHEILKUNDLICHER HINTERGRUND

Die Brombeere ist eine der ältesten Heilpflanzen! Bereits im Altertum schätzten die Menschen die Blätter und Früchte der Brombeere. Ihre Blätter sind Vitamin-C- und gerbstoffhaltig und wirken zusammenziehend. Sie helfen daher bei Durchfall und Zahnfleischbluten. Ihre Früchte sind reich an Provitamin A und Vitamin C und enthalten zudem reichlich Ballaststoffe.

ANWENDUNGSGEBIETE DER KNOSPEN

Zur Herstellung des Mundsprays werden junge, frische **Blattknospen** verwendet.
Die Brombeere wirkt anregend auf die **Knochenbildung**. Hiervon profitieren besonders ältere Menschen: Das Mundspray aus *Rubus fruticosus* kann bei Osteoporose und zur Vorbeugung weiterer Knochenbrüche eingesetzt werden.
Es hilft auch bei Arthrosebeschwerden der großen Gelenke.
Ein weiteres Anwendungsgebiet der Brombeere: Sie stärkt das **Lungengewebe** und fördert dessen Regeneration. Sie hilft unterstützend bei Atembeschwerden in der Folge chronischer Bronchitiden, bei Asthma und bei Atembeschwerden von Rauchern. Das chronisch belastete Gewebe wird regeneriert und auf lange Sicht in seiner Funktion gestärkt.

ÜBERBLICK

Rubus fruticosus

- *Wirkt anregend auf die Knochenbildung, regenerierend auf Lungengewebe.*
- *Hilft bei Osteoporose, Frakturprophylaxe bei älteren Menschen, Arthrosebeschwerden, Atembeschwerden infolge chronischer Bronchitis, Asthma und Rauchen (COPD).*

Rubus idaeus

Himbeerstrauch

Bei Frauenbeschwerden

DIE PFLANZE

Die Himbeerpflanze gehört zur Familie der Rosengewächse. Der sommergrüne Strauch kann bis zu zwei Meter hoch werden. Ihre Ruten sind mit feinen Stacheln besetzt. Bekannt ist sie vor allem wegen ihrer süßen, wohlschmeckenden Früchte. Sie wächst auf Waldlichtungen und in Einschlagwäldern. Häufig wird sie auch in Eichen- und Buchenwäldern gefunden. Sonnige und halbschattige Plätze kommen ihr entgegen, säurehaltige Böden stören sie nicht. Auf Kahlflächen tritt sie als Pionierpflanze auf und verbessert den Boden, bevor andere Pflanzen folgen.

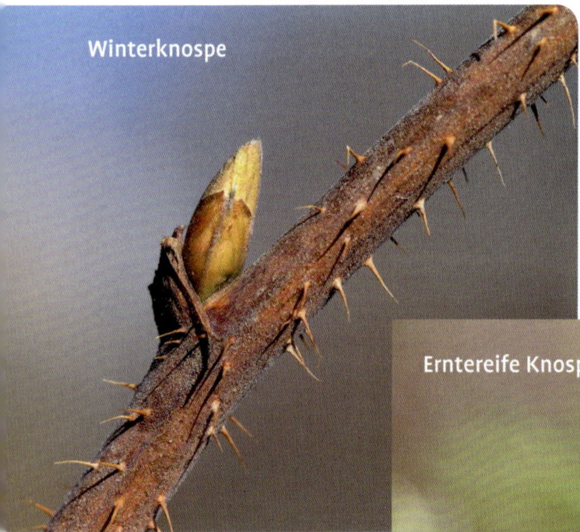
Winterknospe

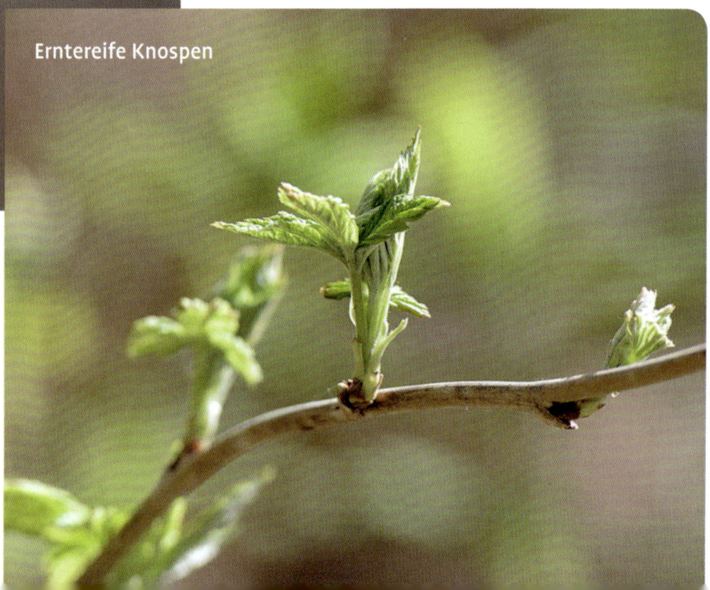
Erntereife Knospen

NATURHEILKUNDLICHER HINTERGRUND

Volksheilkundlich wurden Himbeerblätter bei Atemwegserkrankungen eingesetzt, auch für Blutreinigungskuren und bei Durchfall. Himbeersaft wurde bei Fieber getrunken. Die Volksheilkunde sieht jedoch noch ein weiteres wichtiges Anwendungsgebiet in der Frauenheilkunde: Die Himbeere wird bei schweren, lang andauernden Menstruationsblutungen zu Beginn der Wechseljahre und bei verfrühter Menopause empfohlen. Hebammen setzten die Himbeere zur Stärkung des Uterus sowie zur Beschleunigung der Geburt ein.

ANWENDUNGSGEBIETE DER KNOSPEN

Zur Herstellung des Mundsprays werden junge, frische **Blattknospen** verwendet.
Für Frauenleiden bietet die Gemmotherapie ein großes, umfassendes Mittel an: Rubus idaeus. Das Mundspray aus den Knospen der Himbeere reguliert das weibliche Hormonsystem und harmonisiert das Gleichgewicht von Östrogen und Progesteron.
Es unterstützt und stärkt die Funktion der Eierstöcke.
Bei Verzögerung oder Ausbleiben der Regelblutung (Amenorrhö), bei Zwischenblutungen oder anderen Menstruationsbeschwerden sorgt Rubus idaeus für Ausgleich und bringt den natürlichen Rhythmus sacht wieder in die richtige Schwingung.
Schmerzen der Gebärmutter oder Blutungen außerhalb des Zyklus erfahren durch das Mundspray aus Himbeerknospen Linderung und Erleichterung.
Rubus idaeus wirkt krampflösend, entspannend und schmerzstillend.

ÜBERBLICK

Rubus idaeus

- *Wirkt* entspannend und krampflösend, schmerzstillend, reguliert das weibliche Hormonsystem und die Funktion der Eierstöcke.
- *Hilft* bei Menstruationsbeschwerden, prämenstruellem Syndrom (PMS), Krämpfen und Entzündungen im Gebärmutterbereich, Wechseljahrbeschwerden.

Vorsicht!
Wiederholte Blutungen außerhalb des Zyklus verlangen eine genaue Abklärung beim Gynäkologen.

Sequoia gigantea

Mammutbaum, Riesenmammutbaum, Bergmammutbaum, Wellingtonie

Bei Schwäche, Energiemangel und Männerbeschwerden

DIE PFLANZE

Sequoia gigantea (botanisch korrekt heißt er *Sequoiadendron giganteum*) – dieser Baum verfügt über die Eigenschaften eines Riesen: seine Wuchshöhe, sein Alter, seine Widerstandskraft; alles an ihm ist gigantisch.
Wuchshöhen von bis zu 100 Metern und Stammdurchmesser von drei bis acht Metern – an der Stammbasis um 17 Meter – sind möglich. Der riesige Baum erreicht auch ein enormes Alter: Die ältesten Exemplare sind nahezu 3000 Jahre alt. Seine Rinde ist 30 bis 75 cm dick, faserig und schwammig. Sie enthält kein Harz. Durch diesen Schutzmantel überlebt der Riesenmammutbaum Waldbrände. Auch Hitze und Kälte können einem erwachsenen Baum kaum etwas anhaben; seine Widerstandskraft erträgt Minustemperaturen bis zu −30° Celsius. Zum Wachsen ist er aber auf stetige Wasserzufuhr angewiesen, deshalb wächst er in den feuchten Schluchten.

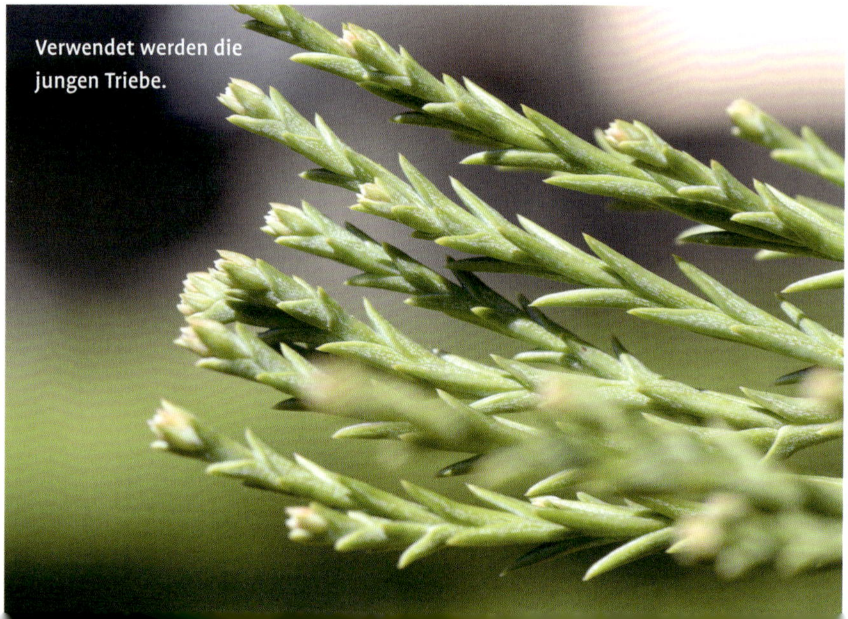

Verwendet werden die jungen Triebe.

Der Mammutbaum gehört zur Familie der Zypressengewächse. Seine Heimat ist die Sierra Nevada in Kalifornien. In Europa sehen wir ihn vereinzelt in Parks.

NATURHEILKUNDLICHER HINTERGRUND

Die große Widerstandskraft und die lange Lebenszeit des Riesenmammutbaums werden volksheilkundlich im Sinne eines Well-Aging-Mittels interpretiert. Sequoia wird daher gegen Alterungsprozesse im sexuellen wie intellektuellen Bereich eingesetzt.

ANWENDUNGSGEBIETE DER KNOSPEN

Verwendet werden die frischen **Triebe** junger Bäume. Die Kraft von *Sequoia gigantea* hilft bei **Erschöpfungszuständen**, insbesondere bei oder nach langwierigen Infekten. Es ist ein wichtiges Mittel bei Burn-out und Energiemangel. Bei Kindern vertreibt es Schulkopfschmerzen. Erwachsenen dient es als „Jungbrunnen“: Es stimuliert das Immunsystem und vitalisiert das Hormonsystem.
Das Mundspray aus den Triebspitzen des Riesenmammutbaums wirkt beruhigend auf das Nervensystem und ausgleichend auf die hormonproduzierenden Drüsen. Die enorme Kraft des riesigen Baumes überträgt sich im Spray auf den Menschen, beruhigt die flatternden Nerven und führt zurück in die Ruhe. Die Widerstandskraft und Anpassungsfähigkeit des Baumes wappnen den Menschen gegen **Stressphänomene** und schützen vor dem gefürchteten Ausbrennen: **Burn-out**. Das Spray stärkt und entspannt. Seine Wirkung ist tief greifend und lang anhaltend.
Sequoia gigantea ist ein wichtiges Ergänzungsmittel zur Behandlung der **Osteoporose**. Das Gemmomittel stärkt die Knochen, indem es eine verbesserte Mineralisierung und erhöhte Vitalität des Knochengerüsts fördert. Sehnen und Bänder werden geschmeidiger, die Muskeln werden gestärkt. Schwaches Bindegewebe wird gekräftigt.
Das Gemmomittel wirkt vitalisierend auf das **männliche Hormonsystem** und revitalisierend bei älteren Männern. Es erhöht und reguliert die Spermienproduktion und hilft bei Prostatabeschwerden und Potenzproblemen. Bei unerfülltem Kinderwunsch bringt es seine vitalisierenden Qualitäten ebenfalls zur Geltung.

ÜBERBLICK

Sequoia gigantea

- *Wirkt* vitalisierend, aktiviert die männlichen Hormone.
- *Hilft* bei Erschöpfung, Energiemangel, Burn-out-Syndrom, Schulkopfschmerzen, Osteoporose, Sehnen-, Bänder-, Muskelschwäche, Schwäche im Bindegewebe, Prostata- und Potenzproblemen und Well-Aging des Mannes.

Wichtig:
Wegen der anregenden Wirkung soll das Spray nicht am Abend angewendet werden.

Tilia tomentosa

Silberlinde

Zur Entspannung und Beruhigung

DIE PFLANZE

Die sommergrüne Silberlinde wird 20 bis 30 Meter hoch. Sie gehört zur Familie der Malvengewächse (Unterfamilie Lindengewächse). Ihre Blätter sind herzförmig und auf der Unterseite auffallend hell, fast silbrig-weiß. Sie stammt ursprünglich aus Südosteuropa und Südwestasien.
Aufgrund ihres schönen Wuchses mit voller Krone und den schmucken, silbrig glänzenden Blättern wird sie in Westeuropa gerne in Parkanlagen gepflanzt. Steht sie in Blüte, so wird sie von Hummeln und Bienen besucht, die bei ihr reichlich Nahrung finden.
Die Linde war bei den Germanen der Göttin der Liebe, Freya, geweiht. Um Liebe, Glück und Fruchtbarkeit zu erlangen, wurden einheimische Lindenarten (Winter- und

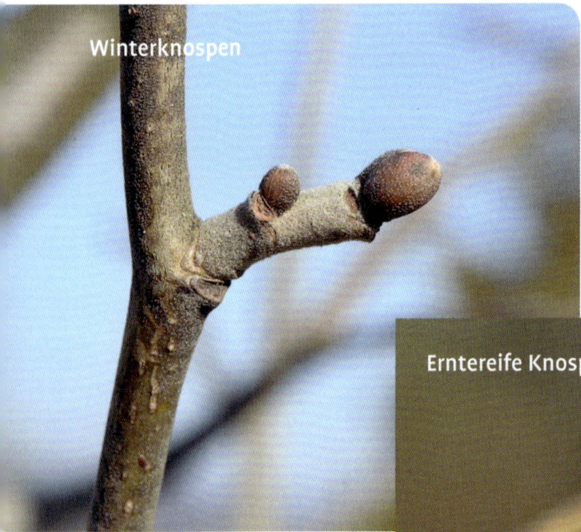
Winterknospen

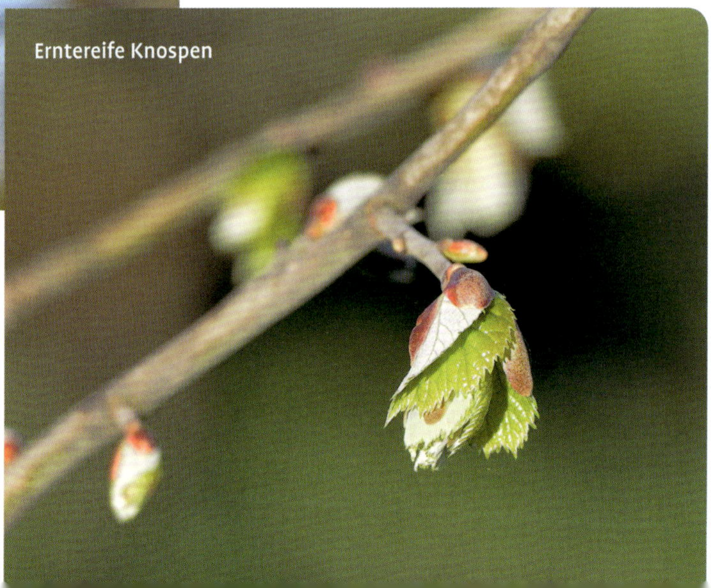
Erntereife Knospen

Sommerlinde) gerne in der Nähe von Häusern und Gehöften gepflanzt. Versammlungen, Gerichte und Tanzanlässe wurden unter Linden abgehalten; zudem tragen viele Ortschaften und Städte die Linde in ihrem Namen.

NATURHEILKUNDLICHER HINTERGRUND

Die Linde mit ihren wohlduftenden Blüten wurde bereits in der Antike als Heilmittel hochgeschätzt. In der Volksheilkunde sind die Lindenblüten für ihre schweißtreibende Wirkung auch heute noch wohlbekannt. Der Tee daraus wird daher bei Erkältungskrankheiten zusammen mit Bettruhe verordnet. Darüber hinaus schätzt man ihre beruhigende Wirkung, die vor allem auch bei Kindern Erfolg zeigt.

ANWENDUNGSGEBIETE DER KNOSPEN

Zur Herstellung des Mundsprays werden junge, frische **Blattknospen** verwendet.
Das Mundspray aus Knospen von *Tilia tomentosa* übt eine nachhaltige Wirkung auf das zentrale Nervensystem aus.
Ihre beruhigende Wirkung entfaltet die Linde bei allen Störungen rund um den **Schlaf**: Sie verkürzt die Einschlafzeit und erhöht die Durchschlafzeit. Kindern, die aus Erregung oder Angst den Schlaf nicht finden können, nimmt sie die Anspannung. Erwachsenen erleichtert sie das Einschlafen, wenn sie wegen kreisender Gedanken wach liegen.
Die Linde besänftigt **krampfartige Zustände im Magen-Darm-Trakt**. Auch den durch Anspannung **beschleunigten Herzschlag** kann sie beruhigen. Neben diesen psychosomatischen Beschwerden beugt Tilia tomentosa **Depressionen** vor, indem sie für Entspannung im gesamten Organismus sorgt.
Für Kinder ist das Tilia-tomentosa-Spray mit seinem süßen Geschmack ein ideales pflanzliches **Beruhigungsmittel**. Es mildert die für die Eltern anstrengenden Dreimonatskoliken. Bei unbestimmten Ängsten, bei Konzentrationsschwäche und Prüfungsangst hat es sich bewährt. Seine Kraft reicht so weit, dass es die Symptomatik des Aufmerksamkeitsdefizit-Hyperaktivitätssyndroms (ADHS) deutlich mildert und die damit verbundene Unruhe dämpft.

ÜBERBLICK

Tilia tomentosa

- *Wirkt* beruhigend, angstlösend, nervenstärkend und krampflösend.
- *Hilft* bei Ein- und Durchschlafstörung, Angst (insbesondere Prüfungsangst), Depression, Stress, beschleunigtem Herzschlag, Koliken, verkrampfter Muskulatur, Appetitlosigkeit, Dreimonatskoliken, Konzentrationsschwäche, ADHS und Unruhe.

Ulmus minor

Feldulme, Rotrüster

Bei Hautproblemen

DIE PFLANZE

Feldulmen sind sommergrüne Laubbäume, die zur Familie der Ulmengewächse gehören. Mit einer Höhe von maximal 30 Meter gehört die Ulme zu den mittelgroßen Waldbäumen; einige hundert Jahre alt kann sie werden. Die Feldulme ist im südlichen Europa beheimatet. Sie liebt es, an Waldrändern oder entlang von Flüssen zu stehen. Unter den einheimischen Ulmen braucht sie am meisten Wärme und Licht. Im Unterschied zur Bergulme kann man sie als mediterrane Baumart bezeichnen; Frost bekommt ihr nicht gut. Wie die anderen einheimischen Ulmenarten blüht sie früh im Frühling, bevor das Laub austreibt. Allerdings ist ihr Bestand durch die Ulmenwelke, die durch den Befall mit einem Schlauchpilz verursacht wird, stark gefährdet.

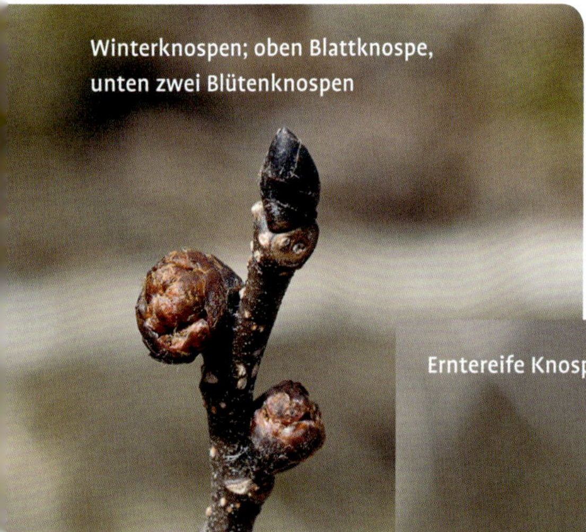

Winterknospen; oben Blattknospe, unten zwei Blütenknospen

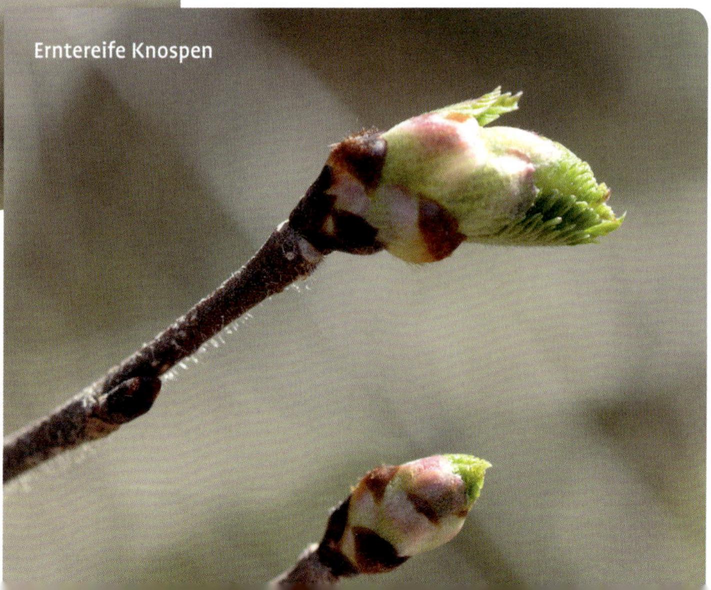

Erntereife Knospen

In der germanischen Mythologie schuf Odin die Frau aus Ulme, den Mann aus Esche. Die Kelten sahen in der Ulme das Symbol der guten Gesinnung, des gerechten Ausgleichs, der selbstlosen Individualität und schöpferischen Kraft. Bei den Griechen pflanzten die Nymphen Ulmen auf die Gräber von Helden; sie waren ein Symbol für den Tod und die Trauer und für die Verbindung mit der Unterwelt.

NATURHEILKUNDLICHER HINTERGRUND

Der Bast der Ulmenrinde enthält Gerbstoffe, Schleimstoffe und Bitterstoffe. Er wirkt entzündungshemmend auf die Schleimhäute und wurde deshalb in der Volksheilkunde bei Verdauungsstörungen aller Arten sowie bei Entzündungen der Mund- und Rachenschleimhaut eingesetzt. In Form von Bädern oder Umschlägen soll der Bast Wunden und chronische Ekzeme heilen können.

ANWENDUNGSGEBIETE DER KNOSPEN

Zur Herstellung des Mundsprays werden junge, frische **Blattknospen** verwendet.
Das Ulmus-minor-Spray hat sich besonders bei **Hauterkrankungen** bewährt. Es wirkt antientzündlich und juckreizlindernd – Eigenschaften, die bei zahlreichen Hauterkrankungen geschätzt werden, zum Beispiel bei trockenen und chronischen Ekzemen sowie bei Nesselfieber. Allerdings wird es ebenfalls als Mundspray angewendet, nicht etwa zur Linderung der Hautbeschwerden flächendeckend auf die Haut gesprüht. Jugendliche, die sehr auf ihr Äußeres achten und sich eine sanfte Unterstützung bei Hautunreinheiten und Akne wünschen, finden im Mundspray aus Ulmenknospen einen zuverlässigen Helfer. Eine weitere Anwendungsmöglichkeit sind die erweiterten Hautäderchen (Couperose) im Gesicht. Auch hier kann das Ulmenspray hilfreich sein.
Wer unter Lippenherpes leidet, wird die antientzündliche Qualität des Gemmomittels dankbar annehmen. Die Gürtelrose allerdings muss vom Arzt behandelt werden, das Knospenspray kann den Heilungsprozess begleitend unterstützen. Weitere Hauterkrankungen erfahren durch die Anwendung des Mundsprays ebenfalls Linderung, so zum Beispiel Milchschorf und Furunkel. Auch hilft es bei Folgen von Sonnenbrand und sonstigen Verbrennungen.

ÜBERBLICK

Ulmus minor

- *Wirkt* antientzündlich bei Hautproblemen, juckreizlindernd.
- *Hilft* bei trockenen und chronischen Ekzemen, Hautausschlag, Juckreiz, Akne, Psoriasis, Fieberblasen, Gürtelrose, Wundheilung nach Verbrennungen.

Vaccinium vitis-idaea

Preiselbeere

Bei Harnwegsinfekten und gegen vorzeitige Alterungsprozesse

DIE PFLANZE

Die Preiselbeere ist ein Zwergstrauch mit kleinen, immergrünen, ledrigen Blättern. Ihre weißen bis rosafarbenen Blüten erscheinen im Mai-Juni. Die Preiselbeere gehört zur Familie der Heidekrautgewächse. Zerstörte, humusarme und saure Böden schrecken sie nicht ab. Sie wurzelt kräftig und verzweigt sich stark. Ihre Wuchshöhe beträgt 10 bis 40 cm.
Die immergrüne Pflanze kommt vor allem im Gebirge vor und wächst in trockenen Nadelwäldern und Zwergstrauchheiden bis in eine Höhenlage von 3000 Meter.
Die Beeren reifen im Spätsommer und färben sich rot. Sie sind herbsauer und werden daher für den Verzehr meist als Kompott oder Marmelade zubereitet, nur selten roh gegessen.

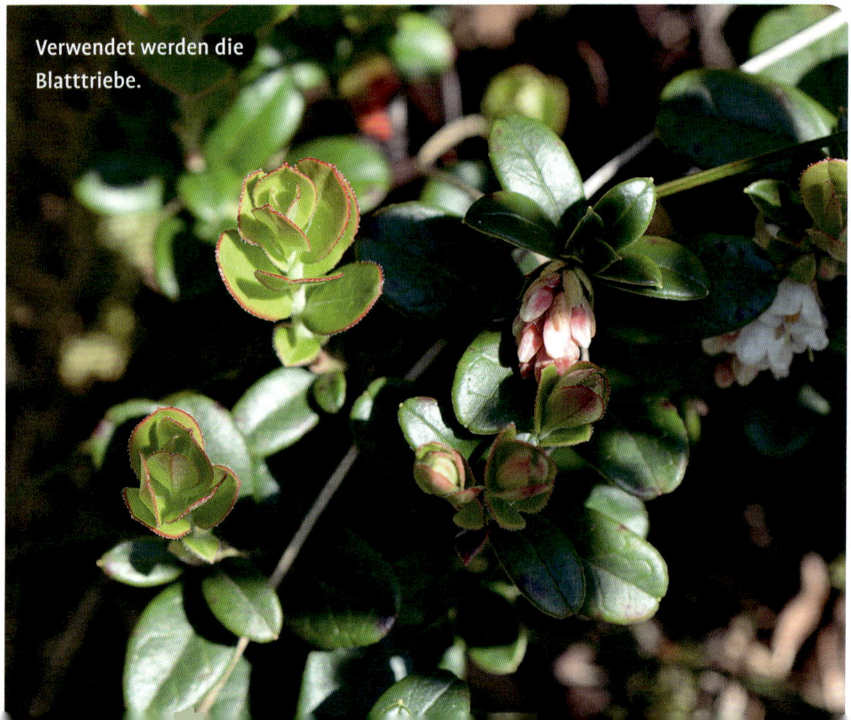

Verwendet werden die Blatttriebe.

NATURHEILKUNDLICHER HINTERGRUND

In der Preiselbeere sind Gerbstoffe und Fruchtsäuren enthalten. Die entzündungshemmende Wirkung der Blätter und der Beeren im Bereich der ableitenden Harnwege ist seit Jahrhunderten bekannt. Sie üben eine schützende Wirkung auf das Herz-Kreislauf-System aus. Es gelingt ihnen, die freien Radikale zu binden, die für verschiedene Abbau- und Alterungsprozesse im Organismus verantwortlich sind. Die Beeren wurden auch als Heilmittel gegen Durchfälle und anhaltende oder starke Monatsblutungen eingesetzt.

ANWENDUNGSGEBIETE DER KNOSPEN

Verwendet werden die jungen, frischen **Blatttriebe**.
Die Preiselbeere ist ein Mittel des reiferen Alters. Sie hilft gegen vorzeitige **Alterungsprozesse** und zeigt sich als wahres Well-Aging-Mittel.
Aufgrund ihrer östrogenartigen Wirkung eignet sie sich für Beschwerden in den Wechseljahren, wie zum Beispiel Hitzewallungen. Sie fördert die Kalziumaufnahme und hilft somit zur Vorbeugung von Osteoporose.
Durch ihre entzündungshemmenden und über die Nieren ausleitenden Qualitäten kann die Preiselbeere sowohl bei akuten **Harnwegsentzündungen** als auch bei wiederkehrenden Blasenentzündungen eingesetzt werden. Auch bei **Prostataleiden** erweist sich das Preiselbeerspray als nützlich.
Im Magen-Darm-Trakt wirkt sie regulierend. Sie verhindert die übermäßige Magensäureproduktion und lindert dadurch **Magenbrennen** und üblen Mundgeruch. Sie reguliert die Verdauung, indem sie sowohl chronische Verstopfung sowie Durchfälle normalisiert. Auch bei Säuglingsdurchfällen, die gelblich-grün gefärbt sind, ist das Preiselbeerspray nützlich.
Es wirkt lindernd bei chronischer Polyarthritis und rheumatischen Beschwerden.
Die regenerierenden Kräfte der Preiselbeere können auch bei chronischen und weit fortgeschrittenen Krankheiten unterstützend eingesetzt werden.

ÜBERBLICK

Vaccinium vitis-idaea

- *Wirkt* entzündungshemmend und ausleitend über die Niere, östrogenartig, verdauungsfördernd, regulierend auf die Darmtätigkeit, antirheumatisch.
- *Hilft* bei chronischen Harnwegsinfekten, frühzeitigem Altern, Osteoporose, Magenbrennen, chronischer Verstopfung, Völlegefühl, Säuglingsdurchfällen, chronischer Polyarthritis, Rheuma.
- *In der Kombination* mit Olea europaea, Crataegus und Rosmarinus officinalis verstärkt sich die regulierende Wirkung von Vaccinium vitis-idaea bei Stoffwechselerkrankungen (eine vorgefertigte Mischung der vier Mittel ist als Mundspray erhältlich unter dem Namen Olea europaea comp.).

Vitis vinifera

Europäische Weinrebe

Bei chronischen Entzündungen des Darmes und der Gelenke
Vitis vinifera ist die Leitpflanze für chronische Entzündungen.

DIE PFLANZE

Vitis vinifera gehört zur Familie der Weinrebengewächse. Der kletternde Strauch kann bis zu 20 Meter hochranken. Die Blätter sind rundlich, herzförmig und drei- bis fünflappig. Sie verfärben sich im Herbst in leuchtenden Rot-, Orange- und Brauntönen, werden dann abgeworfen und erscheinen im Frühjahr neu.
Ihre ursprüngliche Heimat – sie kam dort als Wildform vor – sind die Auenwälder Südosteuropas, der Donau und des Oberrheins. Die vielfältigen Sorten und Unterarten werden auf allen Kontinenten angebaut, um die Früchte zu essen oder Wein daraus zu keltern.
Bei der Wildform sind die Früchte klein und sauer, bei der Zuchtform hingegen sehr groß, saftig und süß.

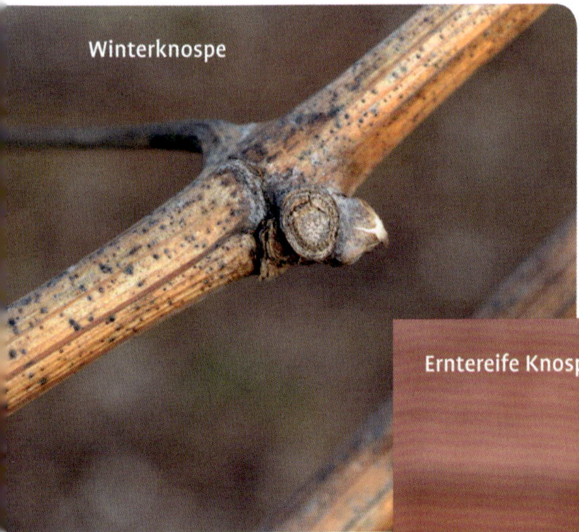
Winterknospe

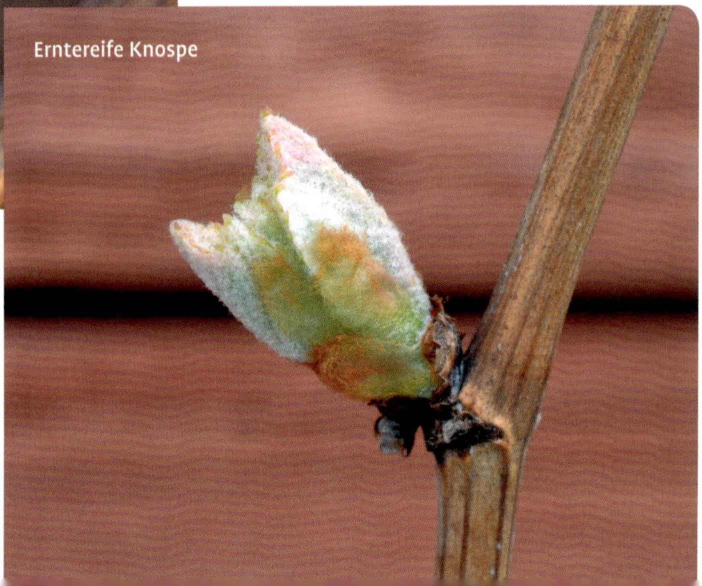
Erntereife Knospe

NATURHEILKUNDLICHER HINTERGRUND

In der Naturheilkunde wird das Extrakt aus Weinlaub gegen Venenschwäche, schwere Beine und Krampfadern eingesetzt. Auch das aus den Traubenkernen gepresste Öl hat eine positive Wirkung auf Venenbeschwerden und hilft, Wasseransammlungen auszuschwemmen. Neuerdings wurde festgestellt, dass die Beeren sowie der daraus hergestellte Wein Bestandteile enthalten, welche die Blutfette regulieren und die Fließeigenschaften des Blutes verbessern können.

ANWENDUNGSGEBIETE DER KNOSPEN

Zur Herstellung des Mundsprays werden junge, frische **Blattknospen** verwendet.
Die *Vitis-vinifera*-Knospen wirken vor allem bei chronischen Entzündungen des Bindegewebes. Somit kann das Mundspray aus Weinrebe bei **chronisch entzündlichen Erkrankungen des Bewegungsapparats** und bei Arthrosen der großen Gelenke die Entzündungen eindämmen und dadurch die Beweglichkeit und die Lebensqualität allgemein verbessern. Allerdings ist die Einnahme über einen längeren Zeitraum nötig, um die Gelenkentzündungen und Schmerzen günstig beeinflussen zu können. Sinnvollerweise wird die Weinrebe hier mit Pinus montana und Fraxinus excelsior kombiniert, zwei Knospenmitteln, die ebenfalls große Wirkung auf den Bewegungsapparat haben.
Rheumatische Erkrankungen, die über viele Jahre hinweg entstanden sind, wie beispielsweise Morbus Bechterew, benötigen eine lang andauernde Behandlung.
Ein weiterer Wirkungskreis von Vitis vinifera sind **chronische Entzündungen der Schleimhäute im Magen-Darm- und Urogenitalbereich**. Bei den chronischen Entzündungen des Darmes, wie Colitis ulcerosa und Morbus Crohn, kann das Spray die schulmedizinische Behandlung begleiten.

ÜBERBLICK

Vitis vinifera

- *Wirkt entzündungshemmend, antirheumatisch, schmerzlindernd.*
- *Hilft bei chronischen Entzündungen im Bewegungsapparat, Arthrose, Gelenkschmerzen und chronischen Entzündungen der Schleimhäute des Verdauungstrakts und Urogenitalbereichs.*
- *In der Kombination mit Calluna vulgaris, Corylus avellana und Juglans regia verstärkt sich die entzündungshemmende Wirkung von Vitis vinifera bei chronischen Erkrankungen (eine vorgefertigte Mischung der vier Mittel ist als Mundspray erhältlich unter dem Namen Vitis vinifera comp.).*
  In Verbindung mit Fraxinus excelsior und Pinus montana betont Vitis vinifera die schmerzlindernde Wirkung im Bereich des Bewegungsapparats, insbesondere der Gelenke (erhältlich unter dem Namen Fraxinus excelsior comp.).

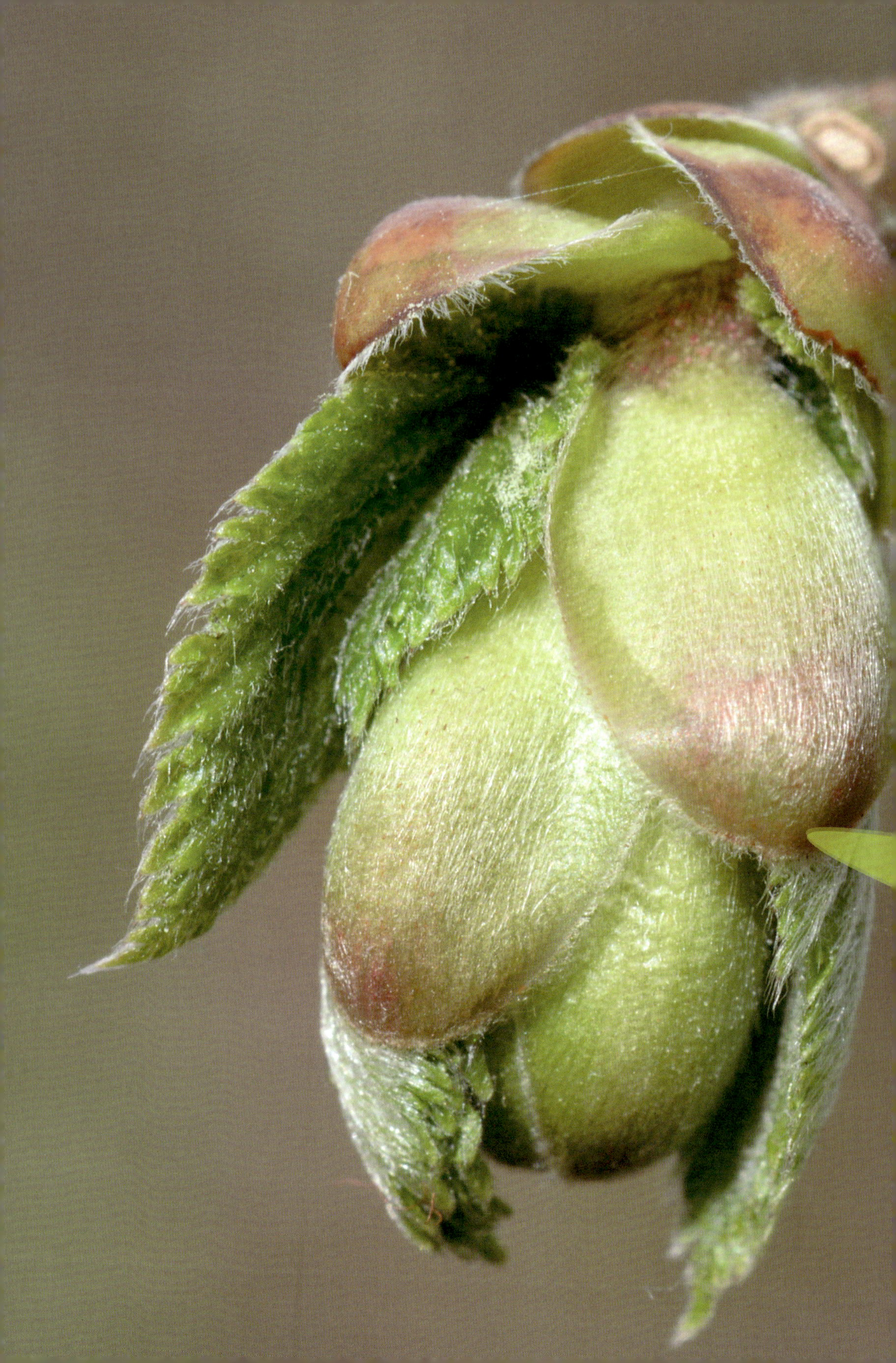

Beschwerden selbst behandeln

Selbsthilfe – umsichtig und sicher

Die Gemmotherapie bietet Ihnen vielfältige Möglichkeiten, um kleinere Beschwerden akuter oder chronischer Art rasch und zuverlässig zu mildern. Ganz sacht und natürlich regen die Mundsprays die Selbstheilungskräfte des Körpers an, leichtere Erkrankungen regulieren sich wie von selbst.

Wir haben die Beschwerdebilder so detailliert wie möglich beschrieben, damit Sie das richtige gemmotherapeutische Mittel für sich finden. Die Krankheiten werden kurz beschrieben, damit Sie Ihre Beschwerden besser einordnen können.

Grenzen kennen

Wichtig ist es jedoch, die Grenzen zu kennen: Keinesfalls dürfen schwerwiegende Krankheiten übersehen oder darf ihre Behandlung verschleppt werden. Beim geringsten Zweifel ist der Weg in eine ärztliche Praxis oder zu einem Heilpraktiker die richtige Entscheidung.

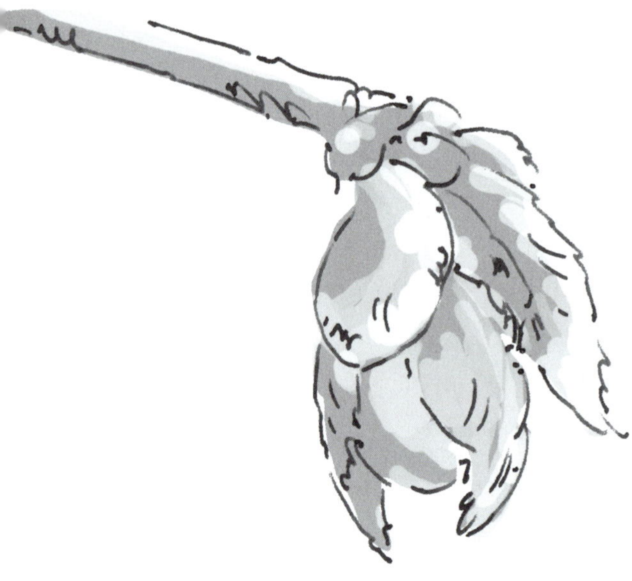

Wir helfen Ihnen natürlich dabei: Wichtige Hinweise zu den Krankheitszeichen, die Sie ernst nehmen sollten, sind direkt bei den Anwendungsgebieten genannt.

Spagyrik als ergänzende Therapie

In diesem Kapitel haben wir zusätzlich Hinweise auf einzelne spagyrische Heilmittel gegeben, die die gemmotherapeutische Therapie unterstützen können. Die genaue Auswahl, welches der angegebenen spagyrischen Heilmittel infrage kommt, erfolgt nach dem Beschwerdebild. Was genau Spagyrik ist und wie spagyrische Heilmittel hergestellt werden, erfahren Sie ab Seite 136.

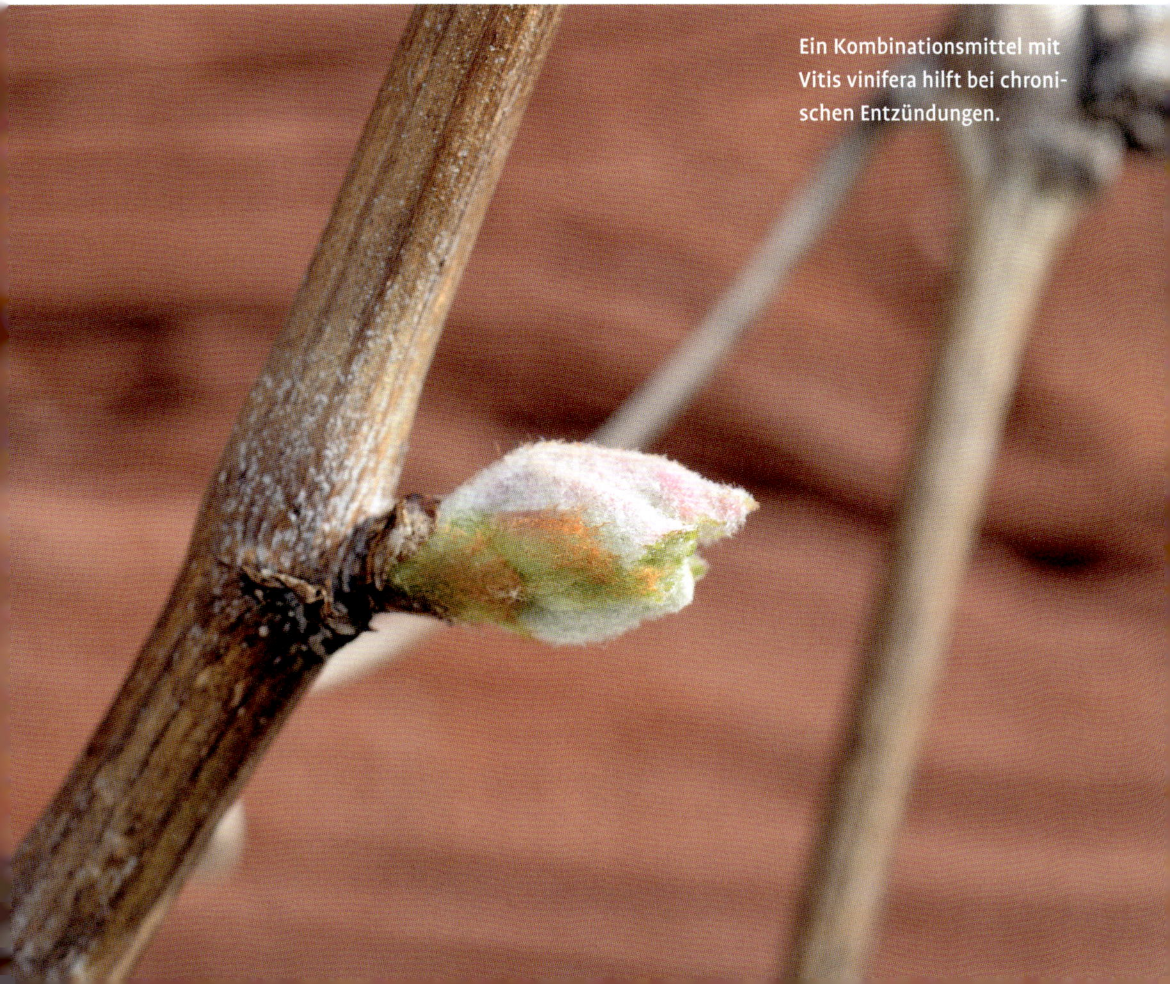

Ein Kombinationsmittel mit Vitis vinifera hilft bei chronischen Entzündungen.

Atemwege

Neben dem Schlagen des Herzens gehört die Atmung zu den wichtigsten Körperfunktionen. Sind die Atemwege erkrankt, leidet der ganze Mensch. Eine Linderung der Beschwerden, ohne belastende Nebenwirkungen, ist willkommen, denn leichtere Störungen treten im Jahresverlauf häufig auf. Bei einfachen Infektionen ist die Selbstbehandlung möglich – wichtig ist es jedoch, die Grenzen zu kennen und rechtzeitig einen Arzt oder Heilpraktiker zurate zu ziehen.

ERKÄLTUNGSKRANKHEITEN

In den Wintermonaten sind wir häufig großen Temperaturunterschieden, kaltem Wind und Nässe ausgesetzt. Ist unser Immunsystem auch nur leicht geschwächt, sind wir empfänglicher für virale Infekte. Erste Symptome einer Erkältung können sich individuell an unterschiedlichen Orten bemerkbar machen. Die einen reagieren mit Halsschmerzen, die anderen mit Schnupfen, weitere mit Infekten der Nasennebenhöhlen, mit Ohrenschmerzen, Husten oder im Sinne einer Grippe mit Fieber und Gliederschmerzen.
Aber auch in der warmen Jahreszeit kann unser Immunsystem geschwächt sein. Pollen haben dann ein leichtes Spiel, uns mit Heuschnupfensymptomatik zu plagen.

HALSSCHMERZEN

Halsschmerzen gehören meist zu den Vorboten einer Erkältung. Die Stimme wird heiser, das Schlucken ist schmerzhaft. Der Hals kratzt, brennt und fühlt sich an, als würde ein dicker Kloß oder ein Splitter darin stecken. Jeder kennt dieses Gefühl, das ahnen lässt, eine Erkältung sei im Anmarsch. Tatsächlich sind Halsschmerzen meist durch Erkältungsviren bedingt. Davon abzugrenzen ist die eitrige Mandelentzündung (Streptokokkenangina), die eine ärztliche Behandlung benötigt.

AKUTE HALSSCHMERZEN

Ribes nigrum. Bei den allerersten Anzeichen im Hals sofort mit der Behandlung mit Ribes nigrum beginnen. Speziell hier ist es wichtig, stündlich 1 Sprühstoß zu applizieren, und zwar während 2 Tagen. Auf diese Weise hat man den Infekt rasch im Griff und eine weitere Ausbreitung der Erkältung wird gestoppt. Ribes nigrum wirkt hier antientzündlich und schmerzlindernd.

Rosa canina. Sollten die Halsschmerzen nach 48 Stunden nicht gelindert sein, dann empfiehlt sich der Wechsel zu Rosa canina 5–6-mal täglich 2–3 Sprühstöße.

Rosmarinus officinalis comp. Bestehen die Halsschmerzen schon seit ein paar Tagen, dann kann man die Mischung Rosmarinus officinalis comp. einsetzen. Diese besteht aus drei Knospenpräparaten: Alnus glutinosa, Carpinus betulus und Rosmarinus officinalis. Gemeinsam bringen sie entzündungshemmende und antiallergische Eigenschaften ein. Es empfiehlt sich, 5–6-mal täglich 2–3 Sprühstöße zu applizieren.

Spagyrische Ergänzungsmittel: Salvia officinalis (Salbei), Tropaeolum majus (Kapuzinerkresse), Arum maculatum spag. (Aronstab).

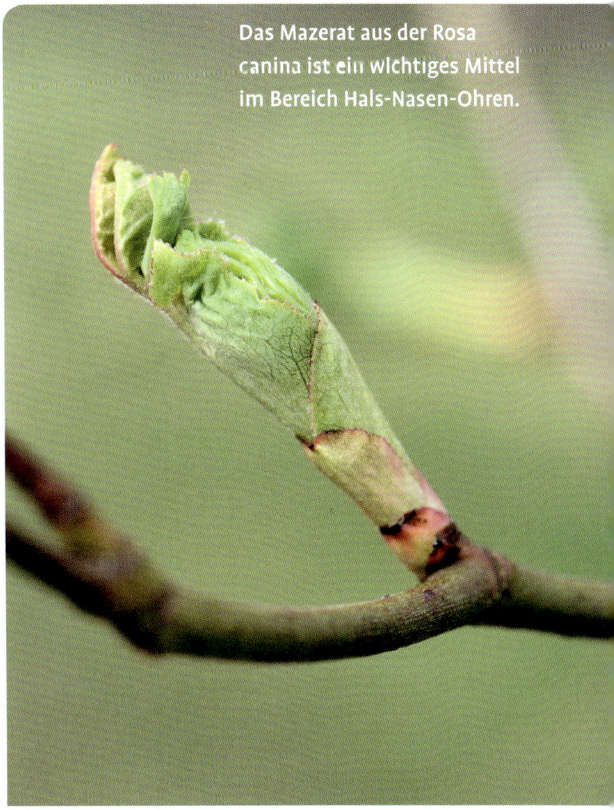

Das Mazerat aus der Rosa canina ist ein wichtiges Mittel im Bereich Hals-Nasen-Ohren.

CHRONISCHE, HÄUFIG WIEDERKEHRENDE HALSSCHMERZEN

Vitis vinifera comp. Bei chronischen, immer wiederkehrenden Halsschmerzen lohnt sich eine längere Behandlung mit Vitis vinifera comp. Dieses Kombinationsmittel enthält die Mazerate aus Corylus avellana, Calluna vulgaris, Vitis vinifera und Juglans regia – vier Pflanzen, die immunstärkend und antientzündlich bei länger dauernden oder chronischen Infekten wirken. Die ersten paar Tage empfiehlt sich eine Stoßtherapie von 10–15-mal täglich 1 Sprühstoß. Um den Effekt zu erhalten, werden 3–6-mal täglich 2–3 Sprühstöße über mehrere Wochen eingesetzt.

Rosa canina. Das aus der Heckenrose gewonnene Knospenmazerat ist eines der Hauptheilmittel im HNO-Bereich. Es lindert Infekte im Hals- und Rachenraum, stärkt die Immunabwehr und wirkt entzündungshemmend. Bei chronischen

Vorsicht!
Falls die Beschwerden schon länger als drei bis vier Tage bestehen oder die Schluckbeschwerden und die Halsdrüsenschwellung noch weiter zunehmen oder bei anhaltend hohem Fieber, muss ein Arzt konsultiert werden.

Halsschmerzen tritt seine Wirkung im Wechsel mit dem Kombinationsmittel Vitis vinifera comp. besonders gut hervor. Rosa canina morgens und abends und Vitis vinifera comp. mittags und vor dem Zubettgehen je 3 Sprühstöße.
Spagyrisches Ergänzungsmittel: Pelargonium reniforme (Kapland-Pelargonie).

SCHNUPFEN

Die Nase kribbelt, die Schleimhäute schwellen an: Manche Menschen leiden unter einer verstopften Nase mit behinderter Atmung, bei anderen treten Absonderungen mit einem zu Beginn noch klaren, durchsichtigen Sekret auf. Dieser infektiöse Schnupfen zeigt sich vielleicht sogar mehrmals im Jahr, denn wir entwickeln keine Immunität gegen die zahllosen Erkältungsviren.
Der akute Schnupfen vergeht in der Regel nach ein bis zwei Wochen. Oft treten jedoch Abgeschlagenheit, Kopfschmerzen und Husten hinzu, also die typischen Symptome einer Erkältung.
Zur Linderung der Beschwerden ist Wärme nötig: warme Kleidung, eventuell ein wohltuendes Bad oder ein warmes Fußbad sind hilfreich. Achten Sie darauf, reichlich zu trinken, und vermeiden Sie Reizstoffe aus der Luft, wie zum Beispiel Tabakrauch.

SCHNUPFEN MIT VERSTOPFTER NASE

Rosa canina. Die Hundsrose mit ihrem Bezug zu Erkrankungen der oberen Luftwege ist eine gute Wahl bei Schnupfen. Sie stärkt das Immunsystem, hemmt wiederkehrende Erkältungen und wirkt antiviral. Auch bei trockenem Schnupfen mit verstopfter Nase ist sie empfehlenswert. Dosierung: 3–6-mal täglich je 3 Sprühstöße.
Spagyrische Ergänzungsmittel: Sambucus nigra (Holunder) oder Eucalyptus globulus (Eukalyptus).

SCHNUPFEN MIT TROPFENDER NASE

Rosmarinus officinalis comp. Bei fließendem Schnupfen ist die Knospenmischung Rosmarinus officinalis comp. mit ihren entzündungshemmenden und stärkenden Kräften, die auch bei Allergien hilfreich sind, das Mittel der Wahl. Dieses

besteht aus drei Knospenpräparaten: Alnus glutinosa, Carpinus betulus und Rosmarinus officinalis. Dosierung: 3–6-mal täglich je 3 Sprühstöße.
Ribes nigrum. Die Schwarze Johannisbeere lässt Entzündungen und Schwellungen abklingen und wird bei allen entzündlichen und allergischen Beschwerden des Atemtrakts eingesetzt. Sie wird gerne als pflanzliches Kortison bezeichnet. Bei längerer Anwendung bewirkt sie eine anhaltende Stärkung des Immunsystems. Dosierung: stündlich 1 Sprühstoß.
Spagyrische Ergänzungsmittel: Allium cepa (Zwiebel), Eupatorium cannabinum (Wasserdost).

STIRN- UND NASENNEBENHÖHLENENTZÜNDUNG (SINUSITIS)

Bei lang anhaltendem Schnupfen – insbesondere bei verstopfter Nase – kann es zu Stauungen des Sekrets in den Stirn- und Nasennebenhöhlen und zu schmerzhaften Entzündungen kommen. Dadurch entsteht ein Druckgefühl im Kiefer- und Stirnbereich, das insbesondere beim Bücken sehr unangenehm ist. Der Nasenschleim ist dickflüssig, oft gelb bis grünlich. Kehren diese Infekte mehrmals pro Jahr wieder, so sprechen wir von einer chronischen Sinusitis.

AKUTE NASENNEBENHÖHLENENTZÜNDUNG

Ribes nigrum. Die Schwarze Johannisbeere lässt Entzündungen und Schwellungen abklingen. Dadurch wird der Abfluss aus den Nasennebenhöhlen gefördert. So lassen die Stauung und somit auch die Schmerzen nach. Ribes nigrum wird gerne als pflanzliches Kortison bezeichnet. Dosierung: im Anfangsstadium stündlich 1 Sprühstoß.
Rosmarinus officinalis comp. Bleiben die Nasennebenhöhlenbeschwerden über mehrere Tage bestehen, dann empfiehlt sich der Wechsel zu einer Mischung von Rosmarinus officinalis, Alnus glutinosa und Carpinus betulus. Gemeinsam bringen sie entzündungshemmende Eigenschaften ein. Dosierung: 3–6-mal täglich je 3 Sprühstöße.
Spagyrische Ergänzungsmittel. Sambucus nigra (Holunder), Tropaeolum majus (Kapuzinerkresse), Euphrasia officinalis (Augentrost).

Vorsicht!
Falls die Schmerzen vor allem beim Bücken klopfen und pochen und anhaltend hohes Fieber besteht, muss ein Arzt konsultiert werden.

MITTELOHRENTZÜNDUNG

Die akute Mittelohrentzündung ist häufig durch virale Infekte bedingt und entwickelt sich rasch mit klopfenden, heftigen Ohrenschmerzen. Mittelohrentzündungen können auch während eines Schnupfens entstehen, wenn das Sekret nicht abfließen kann. Hier ist der Verlauf schleppender und gekennzeichnet durch einen dumpfen, drückenden Ohrenschmerz.

Ribes nigrum. Sofort bei den ersten Anzeichen von Ohrenschmerzen gleich mehrmals täglich (10–15-mal) 1 Sprühstoß anwenden. Ribes nigrum wirkt hier antientzündlich und schmerzlindernd.

Rosa canina. Sollten nach 48 Stunden die Ohrenschmerzen nicht gelindert sein oder die Ohrenschmerzen infolge eines Stockschnupfens (verstopfte Nase) auftreten, dann empfiehlt es sich, zusätzlich Rosa canina anzuwenden. Beide Mittel jeweils 3-mal täglich 2–3 Sprühstöße.

Vorsicht!
Falls die Schmerzen stärker und stechender werden, sich Flüssigkeit aus dem Ohr entleert und das Fieber anhaltend hoch ist, muss ein Arzt konsultiert werden.

Rosmarinus officinalis comp. Bestehen die Ohrenschmerzen schon seit ein paar Tagen, dann ist eine Mischung aus drei Knospenpräparaten empfehlenswert: Alnus glutinosa, Carpinus betulus und Rosmarinus officinalis. Gemeinsam bringen sie entzündungshemmende und antiallergische Eigenschaften ein.

Spagyrische Ergänzungsmittel: Atropa belladonna (Tollkirsche) oder Calendula officinalis (Ringelblume).

HUSTEN

Husten ist meistens viral bedingt. Man unterscheidet trockenen und feuchten Husten.

Der trockene Reizhusten ist von bellendem, hohlem und rauem Charakter. Die Patienten beschreiben ein Fremdkörpergefühl (Kloß, Feder, Staubpartikel, Fischgräte) im Hals und husten oft unaufhörlich. Dadurch kann eine Heiserkeit mit krächzender Stimme entstehen. Daneben gibt es den feuchten, schleimproduzierenden Husten mit karchelndem Atemgeräusch und erschwerter Atmung, oft als Begleitung eines Schnupfens, bei dem das ganze Sekret nicht durch die Nase, sondern durch den Rachen abfließt. Dieses verursacht eine Reizung im Bronchialsystem und führt zu einem produktiven Husten.

HUSTEN TROCKEN, OHNE AUSWURF

Rosa canina. Die Heckenrose ist die Arznei, die eine antientzündliche, antivirale und immunstärkende Wirkung zeigt.

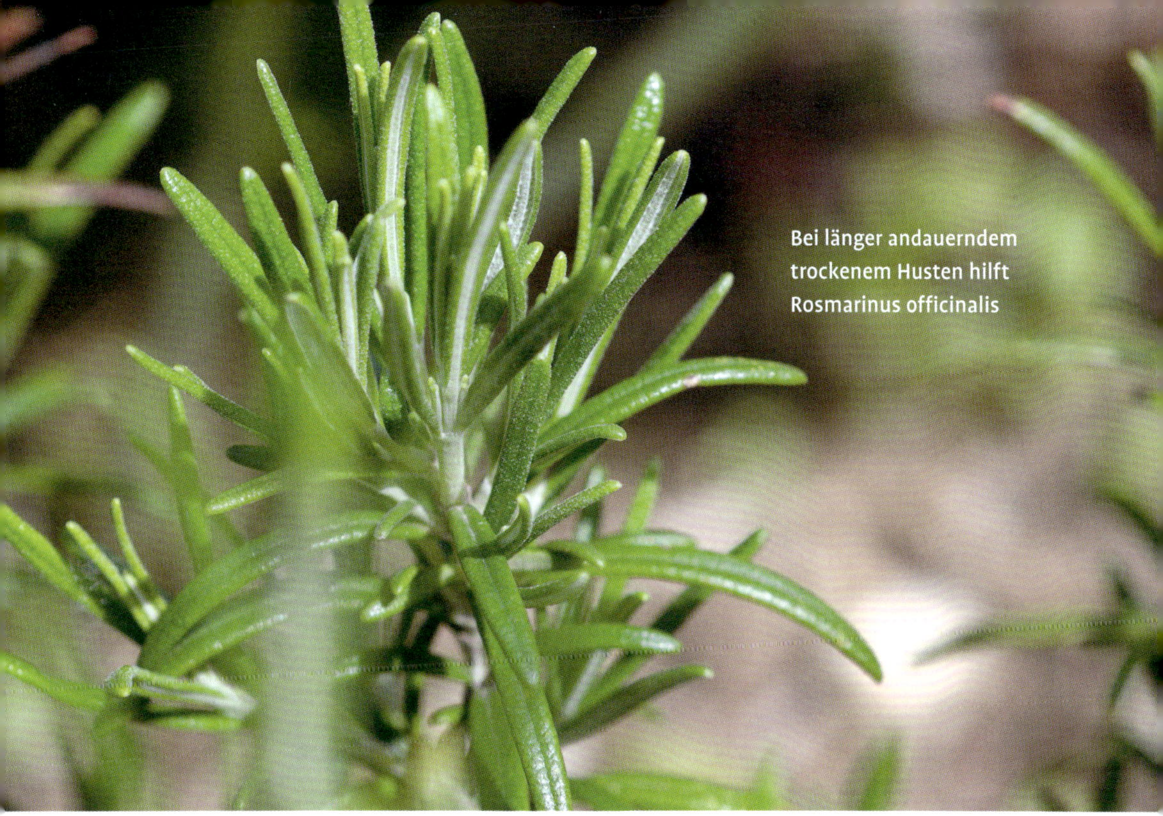

Bei länger andauerndem trockenem Husten hilft Rosmarinus officinalis

Sie ist somit die bestgewählte Arznei beim trockenen Husten. Sie sollte regelmäßig 3–6-mal täglich mit je 3 Sprühstößen appliziert werden.

Rosmarinus officinalis comp. Besteht der Husten bereits seit mehreren Tagen und lässt sich durch die erstgewählte Arznei nicht besänftigen, so ist eine Therapie mit der Mischung Rosmarinus officinalis comp., bestehend aus Alnus glutinosa, Carpinus betulus und Rosmarinus officinalis, zu empfehlen. Es wird eine antientzündliche und immunstärkende Wirkung erzielt. Die Mischung wird 3–6-mal täglich mit je 3 Sprühstößen angewendet.

Spagyrische Ergänzungsmittel: Althaea officinalis (Eibisch), Tussilago farfara (Huflattich) oder Verbascum thapsiforme (Königskerze).

HUSTEN SCHLEIMIG, MIT AUSWURF

Ribes nigrum. Bei feuchtem, schleimproduzierendem Husten wird Ribes nigrum eingesetzt. Es wirkt hierbei abschwellend und antientzündlich, wie ein pflanzliches Kortison. Möglichst mit je 3 Sprühstößen bis zu 6-mal täglich beginnen.

Rosa canina. Die Heckenrose ist die Arznei, die eine antientzündliche, antivirale und immunstärkende Wirkung zeigt.

Vorsicht!
Falls sich der Allgemeinzustand verschlechtert und der Husten in der Brust oder im Rücken schmerzhaft wird, wenn sich Atemnot (pfeifendes Atmen) einstellt und das Fieber anhaltend hoch bleibt, muss ein Arzt konsultiert werden.

Als nachfolgende Arznei hilft sie auch beim schleimigen, produktiven Husten. Sie sollte regelmäßig 3–6-mal täglich mit je 3 Sprühstößen appliziert werden.
Spagyrische Ergänzungsmittel: Thymus vulgaris (Thymian) oder Glycyrrhiza glabra (Süßholz).

GRIPPE

Von einer Grippe spricht man, wenn der Influenzavirus mit im Spiel ist. Eine Grippe unterscheidet sich von einer Erkältung durch extrem starke Gliederschmerzen, begleitet von Fieber und Schwäche. In der Regel dauert eine Grippe fünf bis sieben Tage. Hier ist es sehr wichtig, dass Sie sich die nötige Ruhe gönnen und sich Zeit zum Auskurieren lassen. Viel trinken und genügend Schlaf sind angesagt.
Ribes nigrum. Sofort bei den ersten Anzeichen von Frösteln im Wechsel mit Hitzegefühlen und beginnenden Gliederschmerzen gleich mehrmals täglich, 10–15-mal, je 1 Sprühstoß anwenden.
Rosmarinus officinalis comp. Nach 2–3 Tagen zusätzlich eine Mischung aus Rosmarinus officinalis, Alnus glutinosa und Carpinus betulus sprühen, die Mittel jeweils 2-mal täglich je 3 Sprühstöße.
Spagyrische Ergänzungmittel: Pelargonium reniforme (Kapland-Pelargonie), Eupatorium cannabinum (Wasserdost).

Vorsicht!
Falls sich der Allgemeinzustand verschlechtert und die Beschwerden seit mehreren Tagen bestehen, muss ein Arzt konsultiert werden.

ALLERGISCHE BESCHWERDEN, HEUSCHNUPFEN

Man spricht von einer Allergie, wenn unser Körper mit Allergenen in Berührung kommt und dadurch eine überschießende Reaktion des Immunsystems ausgelöst wird. Man unterscheidet Hautallergie (Kontaktallergie), Nahrungsmittelallergie und Pollenallergie. Allergien äußern sich durch juckende, rötende Hautausschläge (Nesselfieber) oder durch Bauchschmerzen, Blähungen und Durchfall oder durch Heuschnupfensymptome, eventuell gepaart mit Atembeschwerden.
Von Beginn des Jahres bis in den Spätsommer hinein kann beim Heuschnupfen durch Einatmen verschiedener Blütenpollen eine Reizung im Hals-Nasen-Ohren-Bereich entstehen. Es handelt sich hier also nicht um einen viralen oder bakteriellen Infekt, sondern um eine überschießende Reaktion des Immunsystems. Die akuten Symptome sind: Niesen, Kribbeln in der Nase, brennendes Nasensekret, juckende und gerötete

Augen, unter Umständen begleitet von einem Husten. Der Heuschnupfen kann sich irgendwann im Laufe des Lebens entwickeln und kann in der Folge jährlich immer wieder auftreten.

AKUTE ALLERGIEN

Ribes nigrum. Im akuten Zustand, das heißt zu Beginn der Allergie, sofort Ribes nigrum mehrmals täglich (10–15-mal täglich) 1 Sprühstoß anwenden. Hierbei wirkt das Ribes nigrum antiallergisch und antientzündlich. Ribes nigrum zeigt hier eine kortisonähnliche Wirkung.

Rosmarinus officinalis comp. Wenn sich nach 2 Tagen eine mangelnde Wirkung zeigt, ist auch bei Allergien eine Mischung aus Rosmarinus officinalis, Alnus glutinosa und Carpinus betulus anzuwenden. Man kann diese sogar mit Ribes nigrum zusammen einnehmen. Therapieschema: Morgens und abends je 3 Sprühstöße Ribes nigrum und mittags und vor dem Zubettgehen je 3 Sprühstöße der Rosmarin-Mischung.

Spagyrische Ergänzungsmittel: Thryallis glauca (Galphimia) oder Cardiospermum halicacabum (Ballonrebe).

CHRONISCHE ALLERGIEN

Juniperus communis. Der Wacholder zeigt eine ausleitende und entgiftende Wirkung; dies kann Allergien beruhigen. Es empfiehlt sich, gleich zu Beginn einer immer wiederkehrenden Allergie mit je 3 Sprühstößen 3-mal täglich zu beginnen. Diese Therapie ist einige Wochen lang zu empfehlen, bis die Zeit der Allergie vorüber ist.

Vitis vinifera comp. Bei chronischen, immer wiederkehrenden Allergieschüben lohnt sich eine längere Behandlung mit einer Mischung aus Vitis vinifera, Corylus avellana, Calluna vulgaris und Juglans regia – vier Pflanzen, die das Immunsystem beruhigen und abschwellend wirken. Während der gesamten Heuschnupfenzeit empfiehlt es sich, 3-mal täglich je 3 Sprühstöße anzuwenden. Dieses Gemisch (morgens und abends je 3 Sprühstöße) kann auch in Kombination mit Juniperus communis (mittags und vor dem Zubettgehen je 3 Sprühstöße) appliziert werden.

Spagyrisches Ergänzungsmittel: Thryallis glauca (Galphimia).

Vorsicht!
Falls sich bei Anstrengung oder in Ruhe Atemnot (allergisches Asthma) einstellt, muss ein Arzt konsultiert werden.

Mund

APHTEN, MUNDFÄULE

Aphten sind akute, häufig wiederkehrende, schmerzhafte, entzündete, kleine, klar abgegrenzte Geschwüre der Mundschleimhaut. Über die Ursache wird bis heute diskutiert. Es können Viren sein, aber auch Nahrungsmittelallergien (zum Beispiel Walnüsse oder kräftiger Käse).

Ribes nigrum. Bei den ersten Anzeichen einer Aphtenneubildung Ribes nigrum sofort und mehrmals täglich nicht auf die Aphte, sondern direkt neben sie sprühen. Falls nach 24 Stunden keine Besserung eintritt, kann auf Rosa canina gewechselt werden.

Rosa canina. Bestehen die Aphten schon länger als 1 Tag oder wirkt Ribes nigrum nicht ausreichend, dann Rosa canina 6–10-mal täglich 1 Sprühstoß direkt neben die Aphten sprühen.

Spagyrische Ergänzungsmittel: Usnea barbata (Bartflechte) oder Betula (Birke).

MUNDSOOR

Der Pilzinfekt mit dem Candida-Pilz im Bereich der Mundschleimhaut tritt vor allem bei Säuglingen auf. Es bildet sich ein weißer Belag auf der Zunge und auf der Wangenschleimhaut. Häufig geben sich Mutter und Säugling die Infektion beim Stillen hin und her, deshalb müssen beide behandelt werden. Soorgefährdet sind auch Menschen mit geschwächtem Immunsystem, zum Beispiel wegen einer Krebserkrankung oder aufgrund der Zuckerkrankheit sowie bei Kortisonbehandlung.

Ribes nigrum. Auch bei dieser Erkrankung im Bereich der Mundschleimhaut bewährt sich die Anwendung mit dem Knospenspray der Schwarzen Johannisbeere. Sie wirkt desinfizierend, abschwellend und lindert dadurch auch die Schmerzen, wodurch Säuglinge und Erwachsene wieder besser trinken und essen können. Bei den Säuglingen wird das Ribes-nigrum-Spray auf den Schnuller gesprüht; die Anwendung soll 4–6-mal pro Tag erfolgen. Die Mutter desinfiziert ihre Brustwarzen zum Beispiel mit verdünnter Ringelblumentinktur (Calendula). Die älteren Kinder und die Erwachsenen wenden das Gemmospray ebenfalls 4–6-mal pro Tag mit 3 Sprühstößen an.

Spagyrisches Ergänzungsmittel: Usnea barbata (Bartflechte) oder Salvia officinalis (Salbei).

PARODONTOSE (ZAHNFLEISCHSCHWUND)

Unter dem Begriff der Parodontose wird die degenerative Veränderung der Mundschleimhaut und des Kieferknochens zusammengefasst; sie kann sogar zur Lockerung der Zähne im Kieferknochen führen. Das Zahnfleisch ist stark geschwollen, leicht verletzlich, sodass es beim Zähneputzen sogleich blutet; zudem können sich bakterielle Entzündungen breit machen. Es ist zu empfehlen, die Parodontose beim Zahnarzt sanieren zu lassen und abschließend eine Terrainsanierung mit Gemmopräparaten zu beginnen.

Betula comp. Diese Mischung aus Hänge- und Moorbirke wirkt abschwellend, antientzündlich und verbessert zudem die lokale Abwehr gegen Bakterien. Die Behandlung ist mit 3–6-mal täglich zu 3 Sprühstößen zu empfehlen, und zwar über 2–3 Wochen. Bei mangelnder Wirkung kann ein Wechsel zu Juniperus communis hilfreich sein.

Juniperus communis. Der Wacholder zeigt eine ausleitende und entgiftende Wirkung, welche die degenerativen Veränderungen stoppt und dadurch den chronisch wiederkehrenden Entzündungen vorbeugt. Es empfiehlt sich, je 3 Sprühstöße 3-mal täglich anzuwenden. Die Anwendung erfolgt so lange, bis sich das Zahnfleisch beruhigt hat.

Spagyrische Ergänzungsmittel: Commiphora myrrha (Myrrhe) oder Agrimonia eupatorium (Odermennig).

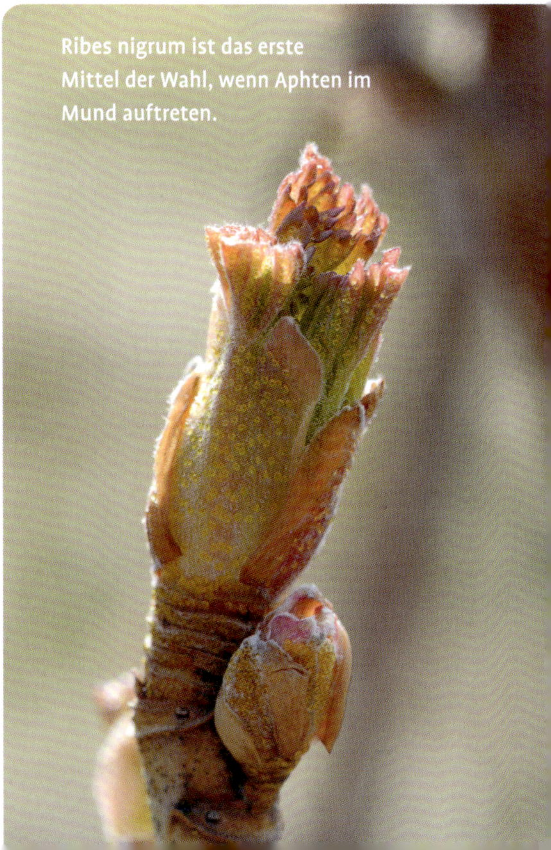

Ribes nigrum ist das erste Mittel der Wahl, wenn Aphten im Mund auftreten.

Herz-Kreislauf-System

NERVÖSE HERZBESCHWERDEN

Nervöse Herzbeschwerden äußern sich durch innere Unruhe und Unwohlsein. Der Patient spürt den Herzschlag verstärkt und empfindet ihn als unangenehm. Dies tritt oft bei Stress und in Belastungssituationen auf.

Ficus carica. Der Feigenbaum zeigt eine angenehm beruhigende Wirkung, vor allem auf das vegetative Nervensystem, das auch den Herzrhythmus steuert. Auf äußere wie innere Folgen von Stress wirkt das Gemmospray des Feigenbaums ausgleichend, angstlösend und harmonisierend. Es empfiehlt sich, 3–6-mal täglich je 3 Sprühstöße zu applizieren. Erscheint die Wirkung nicht genügend, so ist das Gemmopräparat Tilia tomentosa eine gute Wahl.

Vorsicht!
Nervöse Herzbeschwerden müssen immer zuerst vom Hausarzt abgeklärt werden. Erst dann darf hier in der Selbstbehandlung ein Gemmoprodukt zur Anwendung kommen.

Tilia tomentosa. Die Silberlinde ist das Beruhigungsmittel schlechthin. Sie wirkt entspannend und beruhigt den beschleunigten Herzschlag. Sie stärkt die Nerven und löst Ängste. Es empfiehlt sich, 3–6-mal täglich je 3 Sprühstöße zu applizieren. Das Mittel kann intermittierend oder über längere Zeit eingenommen werden.

Spagyrisches Ergänzungsmittel: Borago officinalis (Borretsch) oder Leonurus cardiaca (Echtes Herzgespann).

HOHER BLUTDRUCK (MIT SCHWINDEL)

Zu hoher Blutdruck kann sehr unterschiedliche Ursachen haben: Schilddrüsenüberfunktion, Nierenfunktionsstörungen, Arteriosklerose, Übergewicht, Bewegungsmangel, salzreiche Ernährung, Stress usw. Schwindel kann ein Begleitsymptom des hohen Blutdrucks sein.

Olea europaea comp. Eine Mischung aus Olea europaea, Crataegus, Vaccinium vitis-idaea und Rosmarinus officinalis schützt die Gefäße und senkt den Cholesterinspiegel – die Mittel verstärken sich hier gegenseitig. Als Begleittherapie zur bereits bestehenden chemischen Therapie des Blutdrucks ist die Mischung daher eine gute Wahl. Es empfiehlt sich, 3-mal täglich je 3 Sprühstöße anzuwenden. Diese Therapie kann über längere Zeit eingenommen werden.

Vorsicht!
Nach primärer Einstellung des Blutdrucks durch den Hausarzt kann in Absprache mit ihm, als Begleittherapie, ein Gemmoprodukt hinzugefügt werden.

Spagyrisches Ergänzungsmittel: Crataegus ssp. (Weißdorn).

VENENSTAUUNGEN, KRAMPFADERN, SCHWERE BEINE

Krampfadern sind erweiterte, gestaute Venen an der Oberfläche, die Mühe haben, das Blut infolge eines Rückstaus im tiefen Venensystem zum Herzen zurückzutransportieren. Die Folgen sind schwere Beine, die nach langem Sitzen oder Stehen und bei warmem Wetter vermehrt auftreten. Kalte Duschen, Hochlagern der Beine, Tragen von Stützstrümpfen und Sporttreiben lindern die Beschwerden.

Castanea sativa. Die Edelkastanie ist das Mittel der Lymph- und Venengefäße. Sie wirkt entstauend, lindert die Ödeme und hilft bei schweren Beinen. Das Gemmopräparat ist 3–6-mal täglich zu je 3 Sprühstößen zu empfehlen.

Spagyrische Ergänzungsmittel: Aesculus hippocastanum (Rosskastanie) oder Achillea millefolium (Schafgarbe).

Vorsicht!
Wenn die Waden plötzlich ganz hart und schmerzhaft werden, treten Sie unbedingt mit dem Arzt in Kontakt (Verdacht auf Venenthrombose).

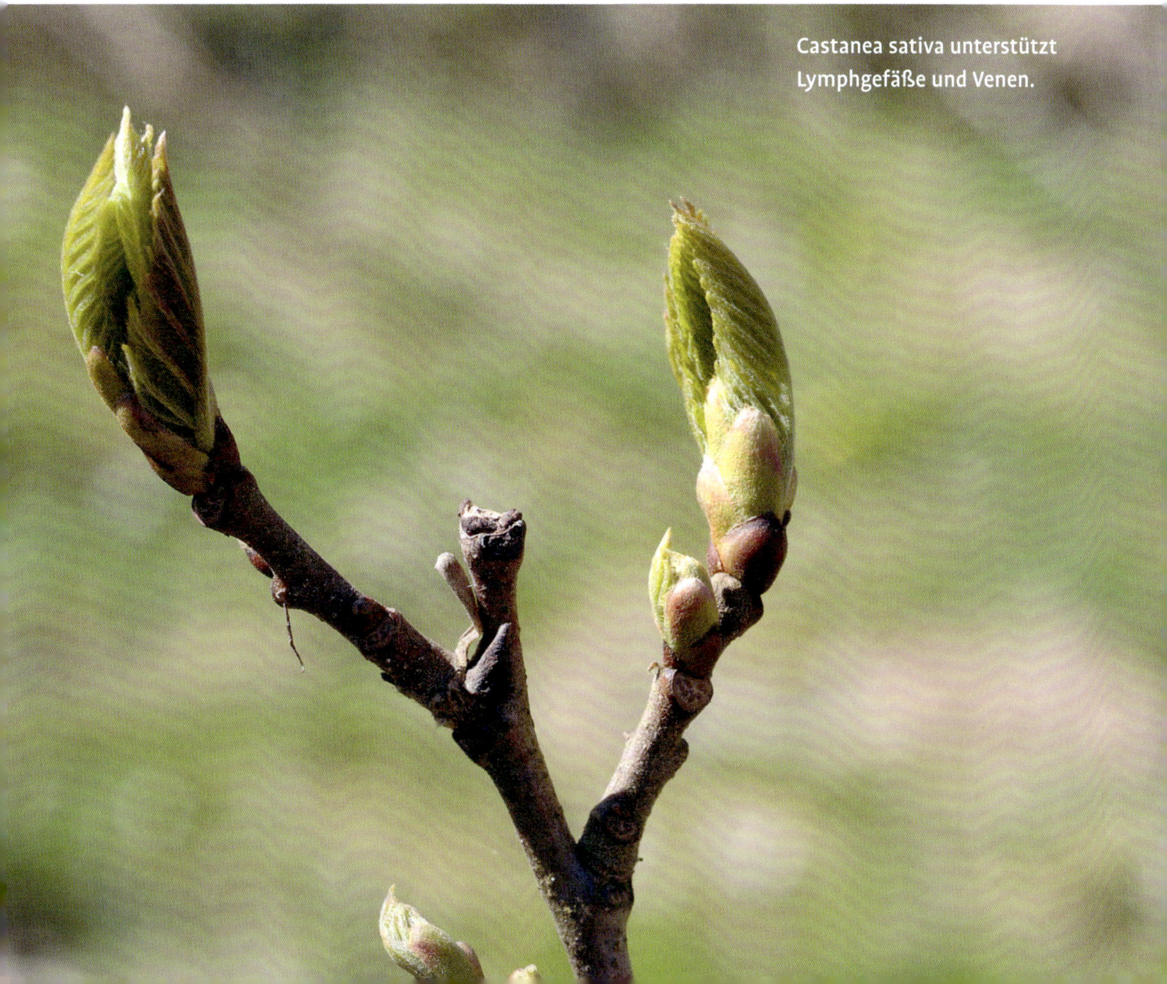

Castanea sativa unterstützt Lymphgefäße und Venen.

Bewegungsapparat

RHEUMA, ARTHROSE

Der Hausarzt hat bei Ihnen Rheuma oder Arthrose diagnostiziert. Sie haben reißende oder ziehende, heftige Schmerzen im Bewegungsapparat; vielleicht bestehen auch bereits Verformungen in diversen Gelenken. Hier können Gemmosprays unterstützend eingesetzt werden.

Fraxinus excelsior comp. Dieses Gemmopräparat ist ein Gemisch aus Pinus montana, Vitis vinifera und Fraxinus excelsior. Es wird erfolgreich bei entzündlichen Bindegewebekrankheiten eingesetzt. Es wirkt antientzündlich, schmerzlindernd und stärkt die Sehnen und Bänder. Das Gemmopräparat ist 3–6-mal täglich zu je 3 Sprühstößen zu empfehlen. Diese Therapie muss über mehrere Tage bis Wochen appliziert werden, falls die Wirkung ungenügend ist, kann auf Vaccinium vitis-idaea gewechselt werden.

Vaccinium vitis-idaea. Die Preiselbeere hilft bei chronischen Beschwerden des frühzeitigen Alterns. Sie wirkt antientzündlich und antirheumatisch. Das Gemmopräparat ist 3–6-mal täglich zu je 3 Sprühstößen zu empfehlen. Es kann bedenkenlos über längere Zeit eingenommen werden.

Spagyrische Ergänzungsmittel: Rhododendron ferrugineum (Alpenrose) oder Juniperus communis (Wacholder).

OSTEOPOROSE

Osteoporose ist die Krankheit des Bewegungsmangels! Die Entstehung der Osteoporose ist bedingt durch mangelnde Einlagerung von Kalzium im Knochen und durch Vitamin-D-Mangel; auch nach längerer Kortisoneinnahme kann sich eine Osteoporose entwickeln. Die Diagnose wird mittels einer Knochendichtemessung bestätigt. Häufig wird Osteoporose erst nach einem Knochenbruch diagnostiziert. Achten Sie auf genügende Vitamin-D-Zufuhr, genügend kalziumhaltige Nahrungsmittel (Milchprodukte, kalziumhaltiges Wasser usw.) und vor allem genügend Bewegung.

Betula comp. Bei jungen Patienten vor der Menopause oder bei vorliegender Schilddrüsenproblematik geht es darum, der Osteoporose frühzeitig vorzubeugen und das Knochenwachstum zu fördern. Hier empfiehlt sich Betula comp., ein Gemisch der Moor- und Hängebirke: 3-mal täglich 3 Sprühstöße. Zu beachten ist eine regelmäßige Einnahme über mehrere Monate.

Rubus idaeus. Bei der Osteoporose der Frau ist eine Östrogenwirkung wünschenswert. Deshalb wird hier Rubus idaeus 3-mal täglich 3 Sprühstöße über mehrere Monate regelmäßig empfohlen.

Sequoia gigantea. Bei der Osteoporose von Mann und Frau wird Sequoia gigantea 3-mal täglich 3 Sprühstöße regelmäßig über Monate angewendet.

Vaccinium vitis-idaea. Osteoporose infolge von lang anhaltendem Stress oder nach längerer Kortisonbehandlung. Hier empfiehlt sich die Einnahme von Vaccinium vitis-idaea, das die Kalziumaufnahme fördert. 3-mal täglich 3 Sprühstöße regelmäßig über mehrere Monate.

Spagyrisches Ergänzungsmittel: Acorus calamus (Kalmus).

NACH KNOCHENBRUCH UND ZUR WEITEREN FRAKTURPROPHYLAXE

Rubus fruticosus. Bei bestehender Osteoporose mit bereits durchgemachtem Knochenbruch geht es darum, eine Erholung des bereits zerstörten Gewebes zu erreichen. Hierzu eignet sich das Gemmospray aus der Brombeere hervorragend: 3-mal täglich 3 Sprühstöße regelmäßig über mehrere Monate.

Spagyrisches Ergänzungsmittel: Symphytum officinale (Beinwell).

SEHNEN-, BÄNDER- UND MUSKELBESCHWERDEN

Werden die Bänder und Sehnen vermehrt beansprucht, zum Beispiel beim Sporttreiben, Wandern, nach langer Gartenarbeit, Stricken, Klavierspielen oder nach einem Fehltritt, dann entzünden sie sich und schwellen an. Jede Bewegung ist schmerzhaft. Kühlen und Ruhigstellen hilft.

Sequoia gigantea. Der Riesenmammutbaum ist ein Stärkungsmittel und hilft bei schwachem Bindegewebe. Er erhöht die Vitalität des Knochengerüsts und macht die Sehnen und Bänder geschmeidiger. Das Gemmopräparat ist 3–6-mal täglich zu je 3 Sprühstößen über einige Wochen zu empfehlen.

Fraxinus excelsior comp. Dieses Gemmopräparat ist ein Gemisch aus Pinus montana, Vitis vinifera und Fraxinus excelsior. Sein Einsatzgebiet sind entzündliche Bindegewebekrankheiten. Es wirkt antientzündlich, schmerzlindernd und

Vorsicht!
Wenn nach einem Fehltritt ein Bluterguss auftritt, muss durch den Arzt abgeklärt werden, ob ein Knochenbruch oder ein Bänderriss vorliegt. Wenn in den Händen über längere Zeit ein Kribbeln und eine Schwäche besteht, muss ebenfalls ein Arzt konsultiert werden.

stärkt zudem die Sehnen und Bänder. Das Gemmopräparat ist 3–6-mal täglich während mehrerer Tage zu je 3 Sprühstößen zu empfehlen.
Spagyrisches Ergänzungsmittel: Ruta graveolens (Weinraute).

GICHT

Unter Gicht versteht man Entzündungen einzelner Gelenke, ganz typischerweise des Großzehengrundgelenks, verursacht durch einen erhöhten Harnsäurespiegel im Blut und demzufolge Ablagerung von Harnsäurekristallen im Gelenk. Oft ist die Gicht ernährungsbedingt, weil zu viel Eiweiß, insbesondere Fleisch, und/oder zu viel Alkohol eingenommen werden. Die Schmerzen treten plötzlich und heftig auf. Das betroffene Gelenk ist gerötet, geschwollen und schmerzt bei Bewegung.
Ribes nigrum. Im hochakuten Stadium des Gichtschubs ist eine antientzündliche, abschwellende und schmerzlindernde Therapie gefragt. Ribes nigrum erfüllt hier alle Bedingungen. Es sollten 6–10-mal 2 Sprühstöße pro Tag appliziert werden.
Fraxinus excelsior comp. Nach 7 Tagen ist ein Wechsel auf Fraxinus excelsior comp. zusammen mit Juniperus communis angezeigt. Fraxinus excelsior comp. ist eine Mischung aus Fraxinus excelsior, Pinus montana und Vitis vinifera. Diese Mischung bewährt sich generell bei schmerzhaften Beschwerden der Gelenke. Hierbei empfiehlt sich folgendes Therapieschema: Fraxinus excelsior comp. morgens und abends je 3 Sprühstöße, Juniperus communis mittags und vor dem Zubettgehen je 3 Sprühstöße.
Juniperus communis. Juniperus communis wird in Kombination mit Fraxinus excelsior comp. eingesetzt, um die Ausleitung der Harnsäure zu fördern und den Harnsäurespiegel im Blut zu reduzieren. Hierbei empfiehlt sich folgendes Therapieschema: Fraxinus excelsior comp. morgens und abends je 3 Sprühstöße, Juniperus communis mittags und vor dem Zubettgehen je 3 Sprühstöße.
Spagyrisches Ergänzungsmittel: Colchicum autumnale (Herbstzeitlose).

Vorsicht!
Gicht gehört grundsätzlich in ärztliche Behandlung. Die Gemmotherapie kann nach Rücksprache mit dem Arzt begleitend eingesetzt werden.

Nervensystem

KOPFSCHMERZEN

60–70 Prozent der erwachsenen Bevölkerung leiden zeitweise an Kopfschmerzen. In den meisten Fällen sind die Kopfschmerzen durch übermäßige innere Anspannung bedingt; selten kann sich dahinter aber ein ernsthaftes Leiden verbergen, das ärztlicher Abklärung bedarf. Mithilfe der Gemmotherapie wird versucht, die Häufigkeit und die Stärke der Kopfschmerzen zu verringern.

Ficus carica. Das Spray aus den Knospen des Feigenbaums entspannt und beruhigt das Nervensystem. Dank dieser Eigenschaft vermag es häufig auch Kopfschmerzen zu lindern, die als Folge von Stress und Anspannung auftreten. Es empfiehlt sich, 3–6-mal täglich je 3 Sprühstöße zu applizieren.

Rosa canina. Zur akuten Schmerzlinderung hat sich die Heckenrose bewährt. Bei regelmäßiger Anwendung von 3–6-Sprühstößen täglich erreicht man eine schmerzstillende Wirkung.

Spagyrische Ergänzungsmittel: Gelsemium sempervirens (Wilder Jasmin) oder Atropa belladonna (Tollkirsche).

Vorsicht!
Falls die Schmerzen immer stärker werden und/oder wenn zusätzlich Erbrechen und Bewusstseinstrübung auftreten, muss ein Arzt konsultiert werden.

MIGRÄNE

Unter Migräne (Hemicrania) versteht man einen wiederkehrenden, anfallsartig auftretenden heftigen Kopfschmerz, der vorwiegend einseitig auftritt und meistens von anderen Symptomen wie Übelkeit, Erbrechen, Sehstörungen und einer Überempfindlichkeit der Sinne auf Licht, Gerüche und Geräusche begleitet wird. Häufig gehen dem Migräneanfall charakteristische Symptome voraus, die schnell wieder vergehen. Man nennt dies Migräneaura; es können zum Beispiel vorübergehende Sehstörungen oder Missempfindungen am ganzen Körper sein.

AKUTE MIGRÄNE

In der Phase der Migräneaura können Gemmotherapeutika mehrmals angewendet werden, um den Migräneanfall abzuschwächen.

Ribes nigrum. Sofort bei den ersten Anzeichen einer Migräneattacke soll die Schwarze Johannisbeere hoch dosiert, das

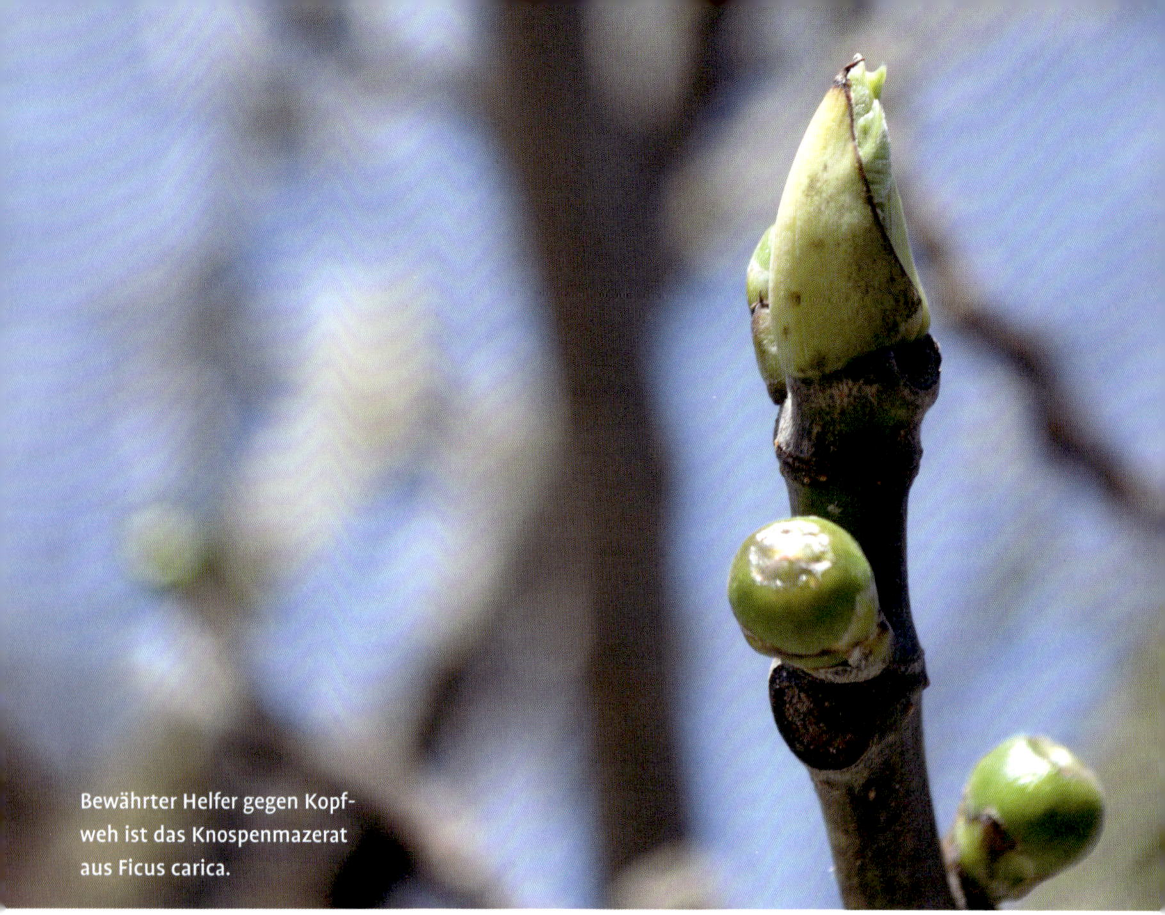

Bewährter Helfer gegen Kopfweh ist das Knospenmazerat aus Ficus carica.

heißt mehrmals täglich bis 10-mal 1–2 Sprühstöße, appliziert werden. Hiermit soll eine krampflösende Wirkung erreicht werden. Falls die Schmerzen anhalten, ist ein Wechsel auf Rosa canina zu empfehlen.

Rosa canina. Die Heckenrose wird generell als schmerzlinderndes Gemmotherapeutikum eingesetzt. Mit der regelmäßigen Einnahme von 3 Sprühstößen 3–6-mal täglich erreicht man eine schmerzstillende Wirkung.

Spagyrische Ergänzungsmittel: Secale cornutum spag. (Mutterkorn), Anamirta cocculus (Scheinmyrte) oder Coffea arabica (Kaffee).

CHRONISCHE MIGRÄNE

Hier zielt die Gemmotherapie auf die Verringerung der Anfallshäufigkeit.

Vitis vinifera comp. Bei immer wieder auftretender Migräne geht es darum, mit einer Basistherapie die Anfallshäufigkeit zu reduzieren. Hier soll Vitis vinifera comp., ein Gemisch aus Vitis vinifera, Juglans regia, Corylus avellana und Calluna vulgaris, über längere Zeit 3-mal 3 Sprühstöße täglich eingenommen werden. Folgt während dieser Basistherapie ein akuter Migräneanfall, dann wird zusätzlich Rosa canina zur Schmerzlinderung verwendet.

Rosa canina. Die Heckenrose wird generell als schmerzlinderndes Gemmotherapeutikum eingesetzt. Mit der Einnahme von 3 Sprühstößen 3–6-mal täglich während des erneuten Akutfalls erreicht man eine schmerzstillende Wirkung.

Spagyrische Ergänzungsmittel: Die chronische Migräne muss auch für eine effiziente spagyrische Medikation sauber abgeklärt werden. Da die möglichen Ursachen vielfältig sind, ist hier eher von Einzelmitteln abzusehen oder auf die oben aufgeführten zurückzugreifen.

Vorsicht!
Jeder wiederkehrende Kopfschmerz sollte mit dem Arzt besprochen werden.

SCHLAFSTÖRUNGEN

Die häufigsten Ursachen für Schlafstörungen sind Überbelastungen und vermehrte Anspannung im Beruf, in der Schule oder auch im familiären Umfeld. Jeder Mensch braucht sieben bis acht Stunden erholsamen nächtlichen Schlaf, damit er seinen Tagesaktivitäten kompetent nachgehen kann. Deshalb ist es wichtig, die Ursachen der Schlafstörung – sei es nun eine Einschlaf- oder Durchschlafstörung – herauszufinden und diese wenn möglich zu beheben.

Tilia tomentosa. Das Lindenspray wirkt vorwiegend schlafanstoßend. In der Praxis hat sich das beruhigende Tilia-Gemmospray deshalb immer dann bewährt, wenn kreisende Gedanken und zu viele Sorgen den Schlaf verunmöglichen. Insbesondere nach schweren Schicksalsschlägen, seien es Todesfälle in der Familie, Trennung in der Beziehung oder Verlust der Arbeitsstelle, hilft das Lindenknospenspray, dass sich die oder der Betroffene trotz großer innerer Belastung dem Schlaf hingeben kann. Es empfiehlt sich, eine halbe Stunde und kurz vor dem Schlaf je 3 Sprühstöße zu applizieren und dies bei erneutem Erwachen zu wiederholen.

Ficus carica. Die angenehm beruhigende Wirkung des Ficus-carica-Sprays entspannt das Nervensystem generell, sodass sich erholsamer Schlaf einstellen kann. Das Knospenspray des Feigenbaums wirkt bei Stress spannungs- und angstlösend. Bei akuten großen Belastungen kann das Ficus-Spray tagsüber mehrmals und das Tilia-Spray abends 1–2-mal angewendet werden.

Spagyrische Ergänzungsmittel: Papaver rhoeas (Klatschmohn) oder Valeriana officinalis (Baldrian).

Vorsicht!
Falls die Schlafstörungen länger andauern und zu erheblicher Tagesmüdigkeit führen, muss ein Arzt konsultiert werden, um körperliche oder psychische Ursachen auszuschließen, die einer anderen Therapie bedürfen.

ANGST/NERVOSITÄT/LAMPENFIEBER

Angststörungen sind weit verbreitet. Immer liegen ihnen eine Unsicherheit und das Gefühl von Bedrohung zugrunde. Ängste können sich auf bestimmte Situationen beziehen, sie können aber auch ohne erklärbaren Grund auftreten. Das sich bei Prüfungen oder öffentlichen Vorträgen einstellende Lampenfieber ist eine Sonderform einer Erwartungsangst respektive der Angst, zu versagen.

Ficus carica. Die große Stärke des Feigenbaum-Knospensprays liegt in der beruhigenden Wirkung auf das Nervensystem, insbesondere auf das unwillkürliche oder vegetative Nervensystem: Ängste, Nervosität und Anspannung und die dadurch ausgelösten körperlichen Reaktionen verschwinden, Entspannung tritt ein. Es empfiehlt sich, 3–6-mal täglich je 3 Sprühstöße zu applizieren.

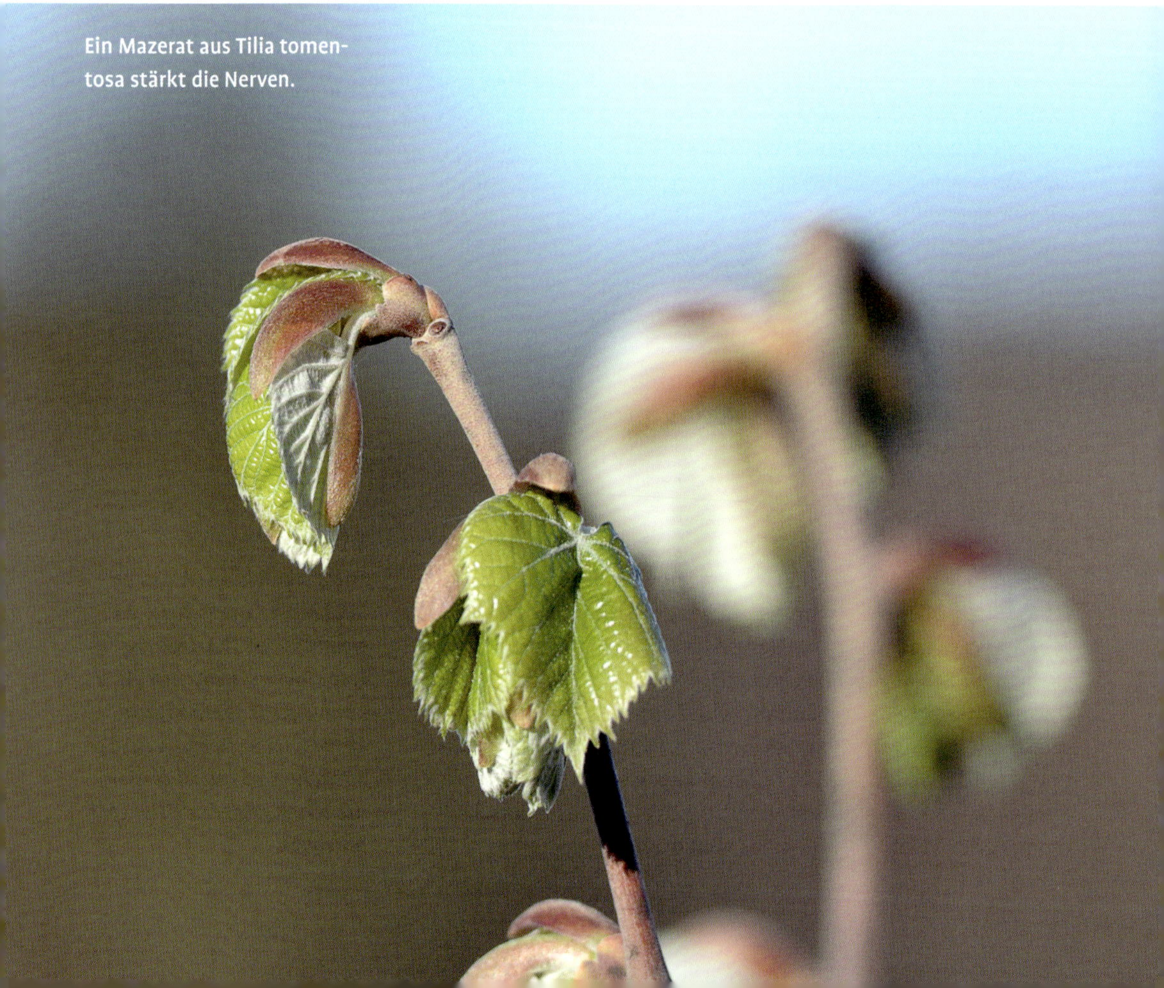

Ein Mazerat aus Tilia tomentosa stärkt die Nerven.

Tilia tomentosa. Die Hauptwirkung des Knospensprays aus Silberlinde liegt hier in der Nervenstärkung. Silberlinde ist ein wichtiges Beruhigungsmittel, dessen Wirkung rasch eintritt. Es empfiehlt sich, 3–6-mal täglich je 3 Sprühstöße zu applizieren. Dies kann intermittierend oder über längere Zeit eingenommen werden.
Spagyrische Ergänzungsmittel: Lavandula officinalis (Lavendel) oder Cinnamomum ceylanicum (Zimt).

Vorsicht!
Falls Ängste zu Einschränkungen im Alltag führen, soll ein Arzt konsultiert werden.

ESSSTÖRUNGEN

Essstörungen liegen Verhaltensstörungen zugrunde, wodurch die Nahrungsaufnahme verringert oder verweigert (Magersucht, Anorexie), vermehrt (Esssucht und Übergewicht) respektive gestört (Ess-Brech-Sucht, Bulimie) ist. Alle Formen zeigen Züge eines zwanghaften Verhaltens bezüglich der Nahrungsaufnahme und dem Körpergewicht beziehungsweise den Körperformen. Essstörungen gehören grundsätzlich in ärztliche und psychotherapeutische Behandlung. Die Gemmotherapie kann als Unterstützung der ärztlichen und psychotherapeutischen Therapie eingesetzt werden.
Betula comp. Bei Jugendlichen mit Essstörungen kann das Birkenspray als Begleitmittel eingesetzt werden. Es wirkt beruhigend und kann die meist düstere Stimmung etwas aufhellen. Zudem hat es eine schützende Wirkung auf die Mineralisierung der Knochen, die bei Magersucht gefährdet ist. Es empfiehlt sich, das Spray 2–3-mal täglich mit je 3 Sprühstößen anzuwenden.
Ficus carica. Der Feigenbaum zeigt generell eine beruhigende Wirkung auf das vegetative Nervensystem. Dank seiner angstlösenden und stimmungsaufhellenden Wirkung hilft er bei Magersüchtigen, den Appetit anzuregen. Er harmonisiert das gestörte Körpergefühl. Es empfiehlt sich, 3–6-mal täglich je 3 Sprühstöße zu applizieren.
Spagyrische Ergänzungsmittel: Angelica archangelica (Engelwurz) oder Acorus calamus (Kalmus).

Vorsicht!
Alle Essstörungen gehören in ärztliche und psychotherapeutische Behandlung.

Haut

AKNE

Akne ist durch charakteristische entzündliche Hautveränderungen gekennzeichnet, die mit der Hormonumstellung der Pubertät beginnen. Sie treten vermehrt im Gesicht, Dekolleté- und Rückenbereich auf. Eine gute tägliche Reinigung und Pflege mit Naturkosmetik ist die Basis der Aknebehandlung. Wichtig ist auch hier das regelmäßige Trinken von Wasser oder Tee zur Ausleitung der Schadstoffe. Die Ernährung soll vitalstoffreich sein und wenig Fertigprodukte enthalten.

Ribes nigrum. Bei einer neu aufgetretenen Akne oder einem akuten Schub einer bestehenden Akne steht die Entzündung im Vordergrund und deshalb wird primär mit Ribes nigrum, 3-mal 3 Sprühstöße pro Tag während 4–6 Wochen behandelt. Danach wird der Wechsel auf die Ulme in Kombination mit der Birke empfohlen.

Ulmus minor. Die Ulme gilt generell als das chronische Hautmittel. Sie wird bei lang anhaltender Akne in Kombination mit der ausleitenden Birkenmischung eingenommen. Therapieschema: Morgens und abends je 3 Sprühstöße Ulme und mittags und vor dem Zubettgehen je 3 Sprühstöße Birkengemisch.

Betula comp. Um die Ausleitung der Schadstoffe zu begünstigen, wird das Gemmomazerat der Birke eingesetzt. Diese hat eine antientzündliche, regenerierende und entgiftende Wirkung. Sie wird in Kombination mit der Ulme gegeben. Therapieschema: Morgens und abends je 3 Sprühstöße Ulme und mittags und vor dem Zubettgehen je 3 Sprühstöße Birkengemisch.

Spagyrische Ergänzungsmittel: Larrea mexicana (Kreosotbusch) oder Vitex agnus-castus (Mönchspfeffer).

EKZEME, JUCKREIZ

Es gibt sowohl akute wie chronische ekzematische Hautveränderungen. Die Haut ist dabei gerötet und juckt; sie kann im chronischen Stadium trocken und schuppig oder im akuten Stadium nässend und eitrig sein. Bei vermehrtem Kratzen können Krusten entstehen.

Man unterscheidet generell folgende Ekzemarten:

Das exogene Ekzem entsteht durch äußere Einflüsse. Häufig

sind die Ursachen schwer eruierbar, manchmal können aber Allergien auf Waschmittel, Kosmetika oder Nahrungsmittel festgestellt werden.
Das endogene Ekzem entsteht durch innere Ursachen und ist genetisch bedingt, man nennt es Neurodermitis.

AKUTES EKZEM

Ribes nigrum. Bei der akuten Hautentzündung ist eine antiallergische, entzündungshemmende und abschwellende, kortisonähnliche Wirkung erwünscht: Ribes nigrum ist das Akutmittel bei entzündlichen und allergischen Veränderungen der Haut. Hier empfiehlt es sich, 3–6-mal täglich 3 Sprühstöße während 2–3 Wochen zu applizieren.
Rosmarinus officinalis comp. Zur zusätzlichen Unterstützung der entzündungshemmenden Wirkung der Ribes-nigrum-Gaben kann ein Gemisch mit Rosmarinus officinalis, Alnus glutinosa und Carpinus betulus jeweils morgens und abends 2–3 Sprühstöße, eingesetzt werden.
Spagyrische Ergänzungsmittel: Cardiospermum halicacabum (Ballonrebe), Berberis vulgaris (Berberitze) oder Centella asiatica (Wassernabel).

CHRONISCHES EKZEM

Ulmus minor. Die Feldulme gilt generell als das chronische Hautmittel. Sie wirkt entzündungshemmend und zudem juckreizlindernd. Hier empfiehlt es sich, 3–6-mal täglich 3 Sprühstöße während längerer Zeit zu applizieren. Falls die Wirkung ungenügend ist, kann das Gemmogemisch Vitis vinifera comp. in Kombination dazugegeben werden.
Vitis vinifera comp. Das Gemmopräparat besteht aus einem Gemisch von Vitis vinifera, Juglans regia, Corylus avellana und Calluna vulgaris. Dieses Gemisch eignet sich besonders bei chronisch entzündlichen Prozessen, welche auch bei Ekzemen vorhanden sind. Es wirkt zudem ausgleichend auf das Immunsystem. Es kann gut in Kombination mit der Feldulme appliziert werden. Therapieschema: Ulmus minor morgens und abends je 3 Sprühstöße und Vitis vinifera comp. je 3 Sprühstöße mittags und vor dem Zubettgehen.
Spagyrische Ergänzungsmittel: Juglans regia (Walnuss), Smilax medica (Stechwinde, Sarsaparilla) oder Centella asiatica (Wassernabel).

FIEBERBLASEN (HERPES SIMPLEX)

Fieberblasen entstehen bei akuten Infekten, nach vermehrter Sonneneinstrahlung und bei Stress. Sie sind viral bedingt. Es handelt sich um kleine, schmerzhafte, scharf begrenzte Bläschen, die häufig um den Mund herum, an Ober- und Unterlippe und manchmal bis zur Nase hinauf zu finden sind.

Ribes nigrum. Bei den ersten Symptomen der Herpesentwicklung – Kribbeln auf der Lippe oder der Haut – sofort mehrmals 10–15-mal täglich einen Hub direkt auf die betroffene Stelle sprühen.

Ulmus minor. Die Ulme findet hier als das wichtigste Hautmittel bei chronisch wiederkehrenden Veränderungen seinen Einsatz. Sie sollte über 2–3 Monate regelmäßig, das heißt 2–3-mal täglich mit 3 Sprühstößen, über die Mundschleimhaut verwendet werden.

Spagyrische Ergänzungsmittel: Melissa officinalis (Melisse) oder Vincetoxicum hirundinaria (Schwalbenwurz).

GÜRTELROSE (HERPES ZOSTER)

Die Gürtelrose ist ein im Allgemeinen einseitiger, auf eine kleine Region begrenzter viraler Infekt der Haut. Sie tritt meist bei älteren Patienten auf, kann jedoch grundsätzlich jedes Alter betreffen. Ein Windpockeninfekt im Kindesalter ist der Gürtelrose vorausgegangen. Die Viren verbleiben „schlummernd" im Körper und werden dann plötzlich reaktiviert. Es entwickeln sich Bläschen, die sehr schmerzhaft sind. Der Auslöser der Reaktivierung ist unbekannt, jedoch können Stress und ein geschwächtes Immunsystem dies begünstigen.

Rosmarinus officinalis comp. Die vom Hausarzt eingeleitete Therapie kann gemmotherapeutisch begleitet werden. Aufgrund der antientzündlichen Wirkung bietet sich hier die Kombination aus Rosmarinus officinalis, Alnus glutinosa und Carpinus betulus unterstützend an. Wichtig ist es, möglichst rasch zu beginnen und regelmäßig bis zu 6-mal täglich je 3 Sprühstöße zu applizieren.

Ulmus minor. Die antientzündliche und juckreizmindernde Wirkung der Ulme bringt eine Linderung der akuten Beschwerden. Das Gemmopräparat kann 3–6-mal täglich zu je 3 Sprühstößen angewendet werden.

Spagyrische Ergänzungsmittel: Daphne mezereum (Seidelbast) oder Ranunculus bulbosus (Knolliger Hahnenfuß).

Vorsicht!
Konsultieren Sie möglichst zu Beginn der Krankheit Ihren Hausarzt, damit Komplikationen vermieden werden können.

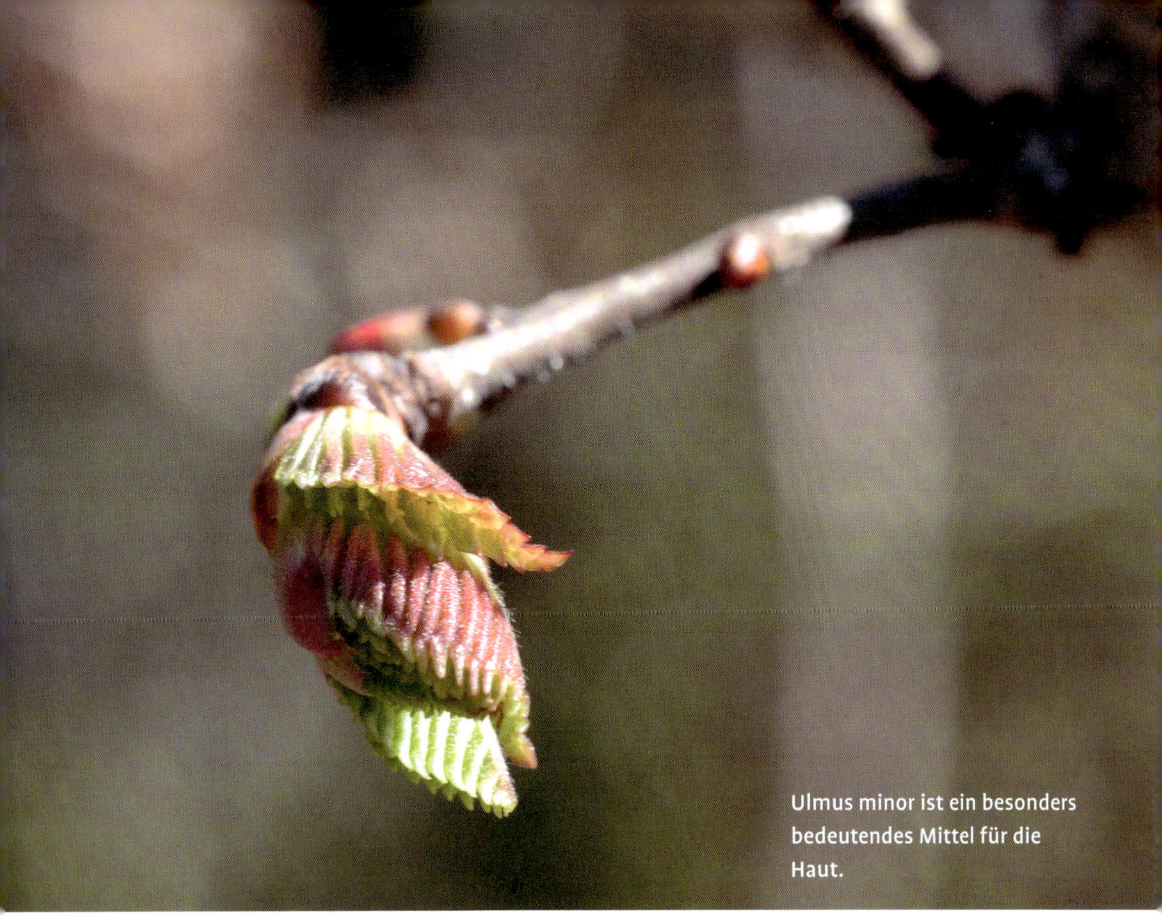

Ulmus minor ist ein besonders bedeutendes Mittel für die Haut.

PSORIASIS

Die Schuppenflechte ist eine genetisch bedingte, familiär gehäufte Hauterkrankung, die zu Hautveränderungen an den Außenseiten der Arme und Beine, gehäuft an den Ellbogen Knien und Schienbeinen, sowie auf der Kopfhaut führt. Die Haut ist gerötet, die Veränderungen sind scharf abgegrenzt mit ausgeprägter Schuppenbildung.

Ribes nigrum. Beim akuten Psoriasisschub ist eine entzündungshemmende und juckreizmindernde, kortisonähnliche Wirkung erwünscht. Ribes nigrum ist das Akutmittel bei entzündlichen Veränderungen der Haut. Hier empfiehlt es sich, 3–6-mal täglich 3 Sprühstöße während 2–3 Wochen zu applizieren.

Ulmus minor. Die Ulme findet hier als das wichtigste Hautmittel bei chronisch wiederkehrenden Veränderungen seinen Einsatz. Sie wirkt juckreizmindernd und sollte über mehrere Monate regelmäßig, das heißt 2–3-mal täglich mit 3 Sprühstößen, appliziert werden.

Spagyrische Ergänzungsmittel: Chelidonium majus (Schöllkraut) oder Fumaria officinalis (Erdrauch).

WARZEN

Warzen sind scharf begrenzte, kleine, verhärtete Hautveränderungen. Sie sind viral bedingt und somit ansteckend (öffentliche Duschen und Badeanstalt). Sie können am ganzen Körper auftreten, zeigen sich aber meist an Füßen oder Händen. Warzen treten häufig in anstrengenden Lebensabschnitten auf, wie bei der Einschulung oder dem Übertritt in eine höhere Schule oder bei einem Stellenwechsel; insofern besteht auch ein Zusammenhang mit einer Überlastung des vegetativen Nervensystems und des Immunsystems.

Ficus carica. Der Feigenbaum zeigt nebst seiner beruhigenden Wirkung auch eine antientzündliche. Er findet seine Anwendung in der Behandlung der Warzen. Hier empfiehlt es sich, 3–6-mal täglich 3 Sprühstöße während längerer Zeit zu applizieren.

Vitis vinifera comp. Das Gemmopräparat besteht aus einem Gemisch aus Vitis vinifera, Juglans regia, Corylus avellana und Calluna vulgaris. Dieses Gemisch eignet sich besonders bei chronisch entzündlichen Prozessen, bei denen dem Körper die Abwehrkräfte fehlen. In der Behandlung der Warzen wird es erfolgreich eingesetzt. Hier empfiehlt es sich, 3–6-mal täglich 3 Sprühstöße während längerer Zeit zu applizieren.

Spagyrische Ergänzungsmittel: Thuja occidentalis (Lebensbaum) oder Euphorbia cyparissias (Zypressenwolfmilch).

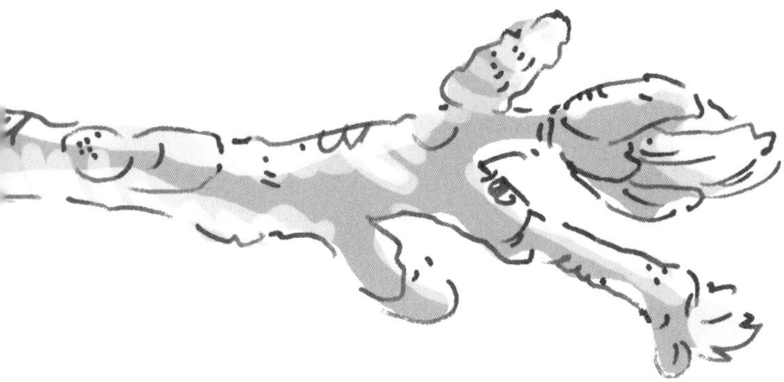

Magen und Darm

DURCHFALL, REIZDARM, CHRONISCH ENTZÜNDLICHE DARMERKRANKUNGEN

Als Durchfall werden gehäufte Darmentleerungen (mehr als 3 Entleerungen pro Tag) bezeichnet, wobei der Stuhl dabei nicht geformt, sondern breiförmig oder wässrig ist. Durchfall kann akut auftreten, als Folge einer Besiedelung des Darmes mit krankmachenden Viren oder Bakterien oder auch als Folge von akutem Stress, zum Beispiel in einer Prüfungssituation (vgl. Lampenfieber). Beim chronisch auftretenden Durchfall muss zwischen entzündlichen Darmerkrankungen wie Colitis ulcerosa, Ileitis terminalis oder Morbus Crohn und psychosomatisch bedingtem Reizdarm unterschieden werden.

Vaccinium vitis-idaea. Die Preiselbeere reguliert die Darmtätigkeit und wird daher bei Durchfall und Verstopfung eingesetzt. Bei den akuten Durchfällen ist ihre Wirkung erprobt. Sie kann aber auch bei den chronischen Durchfallerkrankungen angewendet werden; hier hilft sie insbesondere, die schmerzhaften Darmkrämpfe zu lindern. Das Gemmopräparat ist beim akuten Durchfall mit 1 Sprühstoß stündlich, bei den chronischen Darmproblemen 3-mal täglich zu je 3 Sprühstößen zu empfehlen.

Juniperus communis. Das Spray aus Wacholder stärkt grundsätzlich die Funktionen der Leber. Dies wirkt sich regulierend auf die Verdauung aus; dadurch wird der Gesamtorganismus entgiftet und gekräftigt. Diese Wirkungen sind vor allem beim Reizdarm sehr hilfreich. Je 3 Sprühstöße 3-mal täglich, angewendet über mehrere Wochen, regulieren die Verdauungstätigkeit.

Vitis vinifera comp. Gerade bei den chronisch entzündlichen Darmerkrankungen kann neben der bereits begonnenen chemischen Therapie dieses Gemmogemisch bestehend aus den Knospen der Weinrebe, dem Heidekraut, dem Walnussbaum und dem Haselstrauch als Ergänzung eingesetzt werden. Alle vier Pflanzen üben eine entzündungshemmende Wirkung aus und ergänzen sich gegenseitig. Die Anwendung erfolgt 3-mal pro Tag mit je 3 Sprühstößen und soll über mehrere Monate ausgeführt werden.

Ficus carica. Die beruhigende Wirkung des Gemmosprays aus den Knospen des Feigenbaums reguliert im Magen-Darm-Bereich das überspannte vegetative Nervensystem und lindert

Vorsicht!
Falls der Durchfall mit Schmerzen und Fieber einhergeht, muss ein Arzt konsultiert werden. Wenn der akute Durchfall beim Säugling oder Kleinkind länger als einen Tag, beim Erwachsenen länger als drei Tage anhält, muss ein Arzt konsultiert werden. Jeder chronische Durchfall gehört zur Abklärung der Ursache in ärztliche Behandlung.

dadurch die Beschwerden des Reizdarms wie Durchfall, Blähungen und Darmkrämpfe. Es wird langfristig angewendet in der üblichen Dosierung von 3 Sprühstößen 3-mal pro Tag.
Spagyrische Ergänzungsmittel: Vaccinium myrtillus (Heidelbeere) oder Mentha piperita (Pfefferminze).

VERSTOPFUNG

Bei Verstopfung ist die Stuhlentleerung selten (ein- bis zweimal pro Woche) oder der Stuhl ist so trocken und hart, dass jede Entleerung schmerzhaft ist.
Juniperus communis. Das Spray aus Wacholder stärkt die Funktionen der Leber. Dies wirkt sich auf die Verdauung anregend aus und lindert allfällige Blähungen. Durch die Ausleitung der Schadstoffe wird der Gesamtorganismus entgiftet, wodurch das körperliche Wohlgefühl verbessert wird. Je 3 Sprühstöße 3-mal täglich über mehrere Wochen angewendet lindern die Beschwerden.
Betula comp. Das Birkenknospenspray aus der Moor- und Hängebirke wirkt anregend auf die Verdauung, indem die Bauchspeicheldrüse und die Gallebildung angeregt werden. Die vermehrte Bereitstellung dieser Verdauungssäfte vermag die Darmtätigkeit zu verbessern. Es empfiehlt sich, täglich 3-mal 3 Sprühstöße anzuwenden.
Spagyrische Ergänzungsmittel: Mercurialis perennis (Bingelkraut) oder Gentiana lutea (Gelber Enzian).

Vorsicht!
Da hinter dem Symptom Verstopfung verschiedene Krankheiten verborgen sein können, sollte das Problem spätestens nach einem Monat Dauer mit dem Arzt besprochen werden.

MAGENBRENNEN, MAGENBESCHWERDEN, VÖLLEGEFÜHL

Brennen hinter dem Brustbein und saures Aufstoßen nach dem Essen sind die typischen Symptome, die auf den Rückfluss des sauren Magensaftes in die Speiseröhre hinweisen. Die Ursachen dafür liegen in der vermehrten Magensäurebildung und dem schlechten Verschluss des Speiseröhrenschließmuskels. Stress drückt sich häufig über Magenbrennen aus. Es kann sich jedoch auch eine Erkrankung der Magen- oder Speiseröhrenschleimhaut hinter der brennenden Empfindung verbergen. Völlegefühl und Druck im Magenbereich können ebenfalls auf einer verminderten Magensäureproduktion beruhen. Dies geht häufig mit einer Schwäche der Produktion der Verdauungssäfte einher.

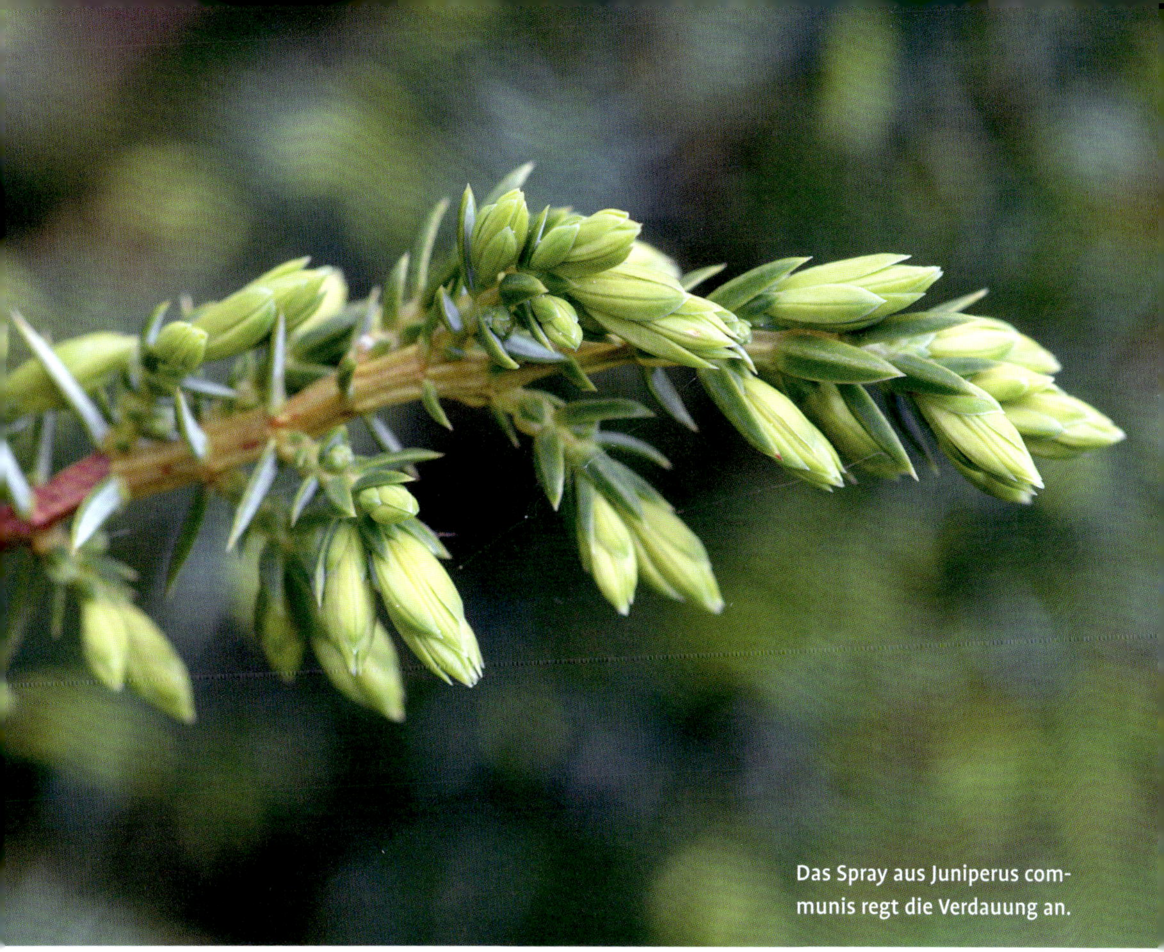

Das Spray aus Juniperus communis regt die Verdauung an.

Ficus carica. Das Mundspray aus Ficus carica übt eine entspannende Wirkung auf das Verdauungssystem aus. Es hilft vor allem beim stressbedingten Magenbrennen und harmonisiert generell die Verdauung. Je 3 Sprühstöße 3-mal täglich sind eine gute Orientierungshilfe.

Juniperus communis. Dank der den Stoffwechsel anregenden Wirkung der Wacholderknospen wird die Verdauung generell angeregt, wodurch der Magen entlastet wird. Die Anwendung erfolgt hier 3–6-mal täglich mit 3 Sprühstößen.

Olea europaea comp. Dieses Gemmogemisch – bestehend aus Crataegus, Vaccinium vitis-idaea, Rosmarinus officinalis und Olea europaea – kann durch die Anregung der Leberfunktion und der Produktion der Verdauungssäfte das unangenehme Völlegefühl lindern. Es empfiehlt sich, es 3–6-mal täglich zu je 3 Sprühstößen einzunehmen.

Spagyrische Ergänzungsmittel: Angelica archangelica (Engelwurz), Achillea millefolium (Schafgarbe), Acorus calamus (Kalmus), Glycyrrhiza glabra (Süßholz).

Vorsicht!
Falls die Magenbeschwerden länger als einen Monat anhalten oder immer wieder gehäuft auftreten, muss zum Ausschluss einer ernsthaften Erkrankung ein Arzt konsultiert werden.

DARMKOLIKEN

Als Kolik wird das krampfartige, äußerst schmerzhafte Zusammenziehen der Därme bezeichnet. Koliken können Ausdruck des Reizdarms, auch Colon irritabile genannt, sein. Der Reizdarm gehört zu den psychosomatischen Erkrankungen. Koliken treten aber auch bei akuten entzündlichen Erkrankungen des Darmes sowie bei den chronischen Darmentzündungen, Morbus Crohn und Colitis ulcerosa, auf.
Beim Säugling sind die Dreimonatskoliken bekannt; dabei handelt es sich eher um eine Anpassungs- oder Regulationsstörung als um eigentliche Darmkrämpfe.
Ribes nigrum. Die Schwarze Johannisbeere hilft auch bei akuten Darmproblemen als Akutmittel. Es wird bei den ersten Anzeichen der Erkrankung sofort eingenommen. Dabei wirkt es entspannend auf den Reizdarm und antientzündlich auf infektiöse Darmerkrankungen. 3–6-mal täglich werden je 3 Sprühstöße angewandt.
Tilia tomentosa. Das Knospenspray aus Silberlinde mit seiner entspannenden Wirkung beruhigt das überlastete Nervensystem. Dies kann gerade bei den chronisch entzündlichen Darmerkrankungen neben den üblichen Therapien sehr hilfreich sein, um schmerzhafte Koliken zu besänftigen. Es empfiehlt sich, 3–6-mal täglich je 3 Sprühstöße zu applizieren. Die Mittelgabe kann intermittierend oder über längere Zeit erfolgen.
Bei Dreimonatskoliken der Säuglinge kann die beruhigende Wirkung des Lindenknospensprays hilfreich sein; dabei wird das Spray durch die stillende Mutter eingenommen.
Spagyrische Ergänzungsmittel: Chelidonium majus (Schöllkraut) oder Mentha piperita (Pfefferminze).

Vorsicht!
Falls die Schmerzen länger als einen Tag anhalten oder der Allgemeinzustand sich deutlich verschlechtert respektive noch andere Symptome wie Fieber oder Erbrechen dazukommen, muss ein Arzt konsultiert werden.

HÄMORRHOIDENBESCHWERDEN

Hämorrhoiden sind Gefäßpolster am Mastdarmende, die für den Verschluss des Afters wichtig sind. Unter gewissen Umständen, vor allem bei lang dauernder Verstopfung oder Durchfall, wie auch in der Schwangerschaft respektive unter der Geburt, kann es sein, dass sich diese Blutgefäße stärker erweitern und aus dem After hervortreten. Dann können Juckreiz, Schmerzen und Blutungen Sorgen bereiten. Selten tritt in einem der Hämorrhoidalknoten sogar ein Blutgerinnsel, eine Thrombose auf. Dies ist sehr schmerzhaft und verlangt meistens ärztliche Behandlung.

Castanea sativa. Die Edelkastanie ist ein vorzügliches Mittel gegen Stauungen in den Lymph- und Venengefäßen. Deshalb hilft sie auch bei Hämorrhoiden. Das Gemmopräparat ist 3–6-mal täglich zu je 3 Sprühstößen zu empfehlen; es muss über mehrere Wochen angewendet werden.
Juniperus communis. Das Spray aus Wacholder wirkt auf den gesamten Verdauungstrakt, indem die Funktionen der Leber gestärkt und die Verdauung angeregt wird. Dadurch normalisiert es den Stuhlgang und beugt der Bildung von Hämorrhoiden vor. Es empfiehlt sich, 3-mal täglich je 3 Sprühstöße zu applizieren, bis eine Besserung eingetreten ist.
Spagyrische Ergänzungsmittel: Aesculus hippocastanum (Rosskastanie), Silybum marianum (Mariendistel).

Vorsicht!
Jede Blutung aus dem After verlangt nach ärztlicher Abklärung.

REISEKRANKHEIT

Bei der Reisekrankheit ist der Organismus durch die Bewegungsreize überfordert. So kann es bei langen, kurvenreichen Autofahrten, auf einer Zug- oder Schiffsreise zu kaltem Schweißausbruch, Übelkeit oder sogar unangenehmem Erbrechen kommen.
Tilia tomentosa. Die Silberlinde ist ein wichtiges Beruhigungsmittel, das bei der Reisekrankheit die Bewegungsreize dämpft. 3 Sprühstöße werden vor der Reise appliziert und anschließend wiederholt, wenn erneut Übelkeit auftritt.
Sequoia gigantea. Der Riesenmammutbaum ist ein Nervenstärkungsmittel. Deshalb kann seine beruhigende Wirkung bei der Reisekrankheit ebenfalls Linderung verschaffen. 3 Sprühstöße werden vor der Reise appliziert und anschließend wiederholt, wenn erneut Übelkeit auftritt.
Spagyrische Ergänzungsmittel: Anamirta cocculus (Scheinmyrte) oder Zingiber officinale (Ingwer).

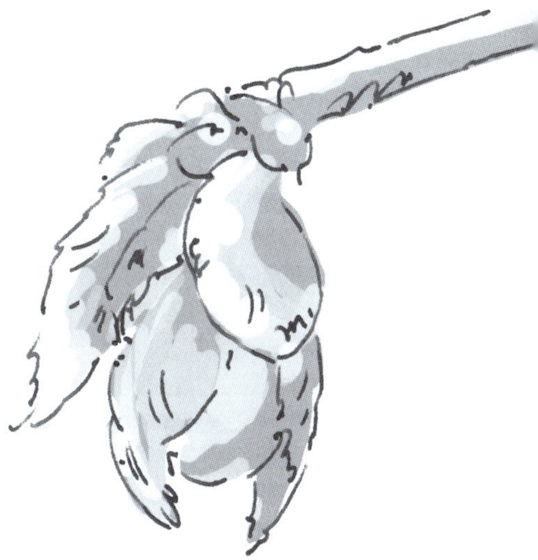

Leber-Galle-Stoffwechsel, metabolisches Syndrom

ANREGUNG DES STOFFWECHSELS

In Zeiten vermehrter Belastung des Organismus, sei es während oder nach einer schweren Erkrankung oder in einem stressreichen Lebensabschnitt, kann die Anregung des Leber-Galle-Stoffwechsels zu mehr Energie und besserem Wohlbefinden verhelfen.

Juniperus communis. Wacholder stärkt die Leberfunktion und regt dadurch sowohl den Fett- als auch den Zuckerstoffwechsel an. Empfehlenswert sind 3-mal 3 Sprühstöße täglich.

Olea europaea comp. Die Mischung aus Olea europaea, Crataegus, Rosmarinus officinalis und Vaccinium vitis-idaea hat die besondere Eigenschaft, den Stoffwechsel in verschiedenen Bereichen anzuregen. Dadurch werden mehr Cholesterin und Harnsäure ausgeschieden. Es empfiehlt sich, 3–6-mal täglich je 3 Sprühstöße einzunehmen.

Die beiden Knospensprays Juniperus communis und Olea europaea comp. können auch im Wechsel angewendet werden.

Spagyrische Ergänzungsmittel: Artemisia absinthium (Wermut) oder Cynara scolymus (Artischocke).

METABOLISCHES SYNDROM UND GEWICHTS-KONTROLLE

Übergewicht, die Krankheit Nummer 1 unserer Gesellschaft des 21. Jahrhunderts, ist häufig Ausgangsproblem anderer gesundheitlicher Herausforderungen wie Bluthochdruck und gestörter Fett- und Zuckerstoffwechsel (Diabetes mellitus). Als Folge dieses sogenannten metabolischen Syndroms treten chronische Entzündungen und Ablagerungen in den Gefäßwänden auf, was zu Verschlüssen in den Arterien und schlussendlich zu Herzinfarkt, Hirninfarkt und Verschluss von Beinarterien führen kann. Durch die Anregung der Leber-Galle-Tätigkeit wird der Fettstoffwechsel verbessert und die Blutfette werden gesenkt. Die Gemmotherapie kann auch in Kombination mit einer chemischen Therapie eingesetzt werden.

Olea europaea comp. Dieses Gemmogemisch – bestehend aus Crataegus, Vaccinium vitis-idaea, Rosmarinus officinalis

und Olea europaea – regt die Tätigkeit von Leber und Galle an und reguliert dadurch den Fettstoffwechsel. Es ist ein wichtiges Gefäßschutzmittel, das Ablagerungen an den Gefäßwänden vorbeugt. Es empfiehlt sich, über mehrere Monate 3–6-mal täglich je 3 Sprühstöße einzunehmen.
Juniperus communis. Das Spray aus Wacholder stärkt die Funktionen von Leber und Niere. Es entgiftet und leitet Schadstoffe aus. Für alle, die gerne Süßigkeiten naschen und ihr Gewicht regulieren möchten, ist das Wacholderspray ein guter Helfer. Empfohlen werden 3-mal täglich je 3 Sprühstöße über 8–10 Wochen.
Spagyrische Ergänzungsmittel: Punica granatum (Granatapfel) oder Amanita muscaria (Fliegenpilz).

CHOLESTERINSENKUNG

Die Kontrolle des Gehalts an Cholesterin, dem wichtigsten Vertreter der Blutfette, ist wichtig, vor allem wenn bereits gewisse Veränderungen an den Gefäßwänden bestehen oder sogar schon Symptome der Mangeldurchblutung am Herzen, Gehirn oder in den Beinen aufgetreten sind. In gewissen Familien besteht eine genetisch bedingte Störung des Cholesterinstoffwechsels. Hier ist eine vorbeugende Behandlung über lange Zeit angebracht. Um eine Senkung des Cholesterinspiegels zu erreichen, ist die Anwendung der Knospensprays über Monate bis Jahre notwendig. Es ist auch eine Kombination mit den chemischen cholesterinsenkenden Medikamenten möglich.
Olea europaea comp. Dieses Gemmogemisch – bestehend aus Crataegus, Vaccinium vitis-idaea, Rosmarinus officinalis und Olea europaea – senkt den Cholesterinspiegel, indem es die Leber-

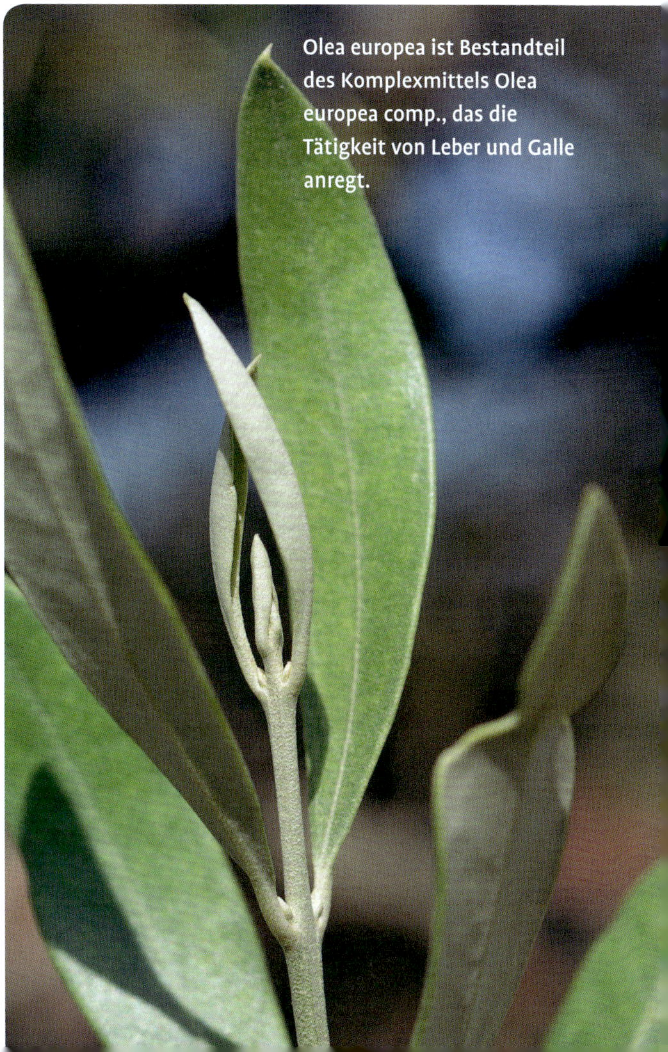

Olea europea ist Bestandteil des Komplexmittels Olea europea comp., das die Tätigkeit von Leber und Galle anregt.

Galle-Tätigkeit anregt. Es empfiehlt sich, 3–6-mal täglich je 3 Sprühstöße einzunehmen.
Juniperus communis. Cholesterin wird in der Leber gebildet. Durch die Anregung und Harmonisierung der Leberfunktion mittels der Wacholderknospen wird der Cholesterinspiegel im Blut positiv beeinflusst. Empfohlen werden 3-mal täglich je 3 Sprühstöße über Monate.
Spagyrische Ergänzungsmittel: Cynara scolymus (Artischocke) oder Allium sativum (Knoblauch).

GALLENSTEINE

Gallensteine bestehen aus eingedickter Galle: Sie entwickeln sich in der Gallenblase, wenn die Zusammensetzung der Galle nicht stimmt. Die Gallenblase ist das Reservoir für die in der Leber gebildete Galle. Die Gallenblase zieht sich nach der Nahrungsaufnahme zusammen, wenn ein erhöhter Gallenfluss zum Verdauen der Nahrung notwendig ist. Wenn sich Steine in der Gallenblase befinden, können diese beim Abgehen in den Gallengängen stecken bleiben. Dies verursacht sehr starke, krampfartige Schmerzen. Häufig ist ein Druck im rechten Oberbauch nach üppigen Mahlzeiten ein Vorläufer der Gallensteine. Sinnvollerweise soll schon in diesem Stadium eine Behandlung mit den Knospensprays begonnen werden.
Juniperus communis. Das Spray aus Wacholder unterstützt die Funktion der Leber und normalisiert die Zusammensetzung der Galle. Durch vermehrte Ausscheidungstätigkeit wird der Entstehung von Gallensteinen vorgebeugt, bereits bestehende können eventuell abgebaut werden. Es empfiehlt sich, über mehrere Wochen 3-mal täglich je 3 Sprühstöße anzuwenden.
Olea europaea comp. Dieses Gemmogemisch hat dank Rosmarinus officinalis und Olea europaea eine anregende Wirkung auf die Galleproduktion in der Leber. Zudem wirkt es krampflösend, was beim Abgang von verdickter Galle hilfreich sein kann. Es empfiehlt sich, 3–6-mal täglich je 3 Sprühstöße einzunehmen.
Spagyrische Ergänzungsmittel: Mentha piperita (Pfefferminze) oder Chelidonium majus (Schöllkraut).

Nieren und Blase

BLASENENTZÜNDUNG

Bei einer Blasenentzündung gelangen Bakterien meistens entlang der Harnröhre in die Blase und vermehren sich dort. Gefährdet sind vor allem Frauen, weil bei ihnen die Harnröhre kurz ist; zudem trinken viele Frauen eher zu wenig. Die normale Flüssigkeitszufuhr, die auch während der Blasenentzündung nicht unterschritten werden sollte, beträgt je nach Aktivität und Alter zwei bis drei Liter Flüssigkeit pro Tag.

AKUTE BLASENENTZÜNDUNG

Die akute Blasenentzündung äußert sich mit Schmerzen und Druckgefühl in der Blasengegend und/oder ständigem Harndrang. Häufig wird beim Wasserlösen ein Brennen oder krampfartiger Schmerz empfunden. Manchmal ist der Urin auch blutig. Hilfreich bei der akuten Blasenentzündung ist zudem ein Tee aus Bärentraubenblättern; dieser wirkt desinfizierend in der Blase.

Rosmarinus officinalis comp. Zusammen mit Ribes-nigrum-Gaben kann ein Gemisch aus Rosmarinus officinalis, Alnus glutinosa und Carpinus betulus eingesetzt werden. Das Knospengemisch wirkt entzündungshemmend und schmerzlindernd. Im Anfangsstadium kann stündlich je 1 Sprühstoß im Wechsel mit Ribes nigrum angewendet werden.

Ribes nigrum. Die Schwarze Johannisbeere ist das Akutmittel schlechthin. Es wird bei den ersten Anzeichen einer Erkrankung sofort in den Mund gesprüht. Seine abwehrstärkende, schmerzlindernde und entzündungshemmende Wirkung dämmt die Symptome der Blasenentzündung ein. Es empfiehlt sich, es im stündlichen Wechsel mit Rosmarinus officinalis comp. anzuwenden.

Spagyrische Ergänzungsmittel: Tropaeolum majus (Kapuzinerkresse), Betula pendula (Birke).

CHRONISCH WIEDERKEHRENDE BLASENENTZÜNDUNG

Von einer chronischen oder wiederkehrenden Blasenentzündung sprechen wir, wenn innerhalb eines Jahres mehrere Entzündungen auftreten. Dies kann einerseits die junge, sexuell aktive Frau, die womöglich hormonelle Verhütungsmittel anwendet, und andererseits die Frau in der Menopause betreffen. Männer können bei Prostatavergrößerung an chronischen Blasenentzündungen leiden.

Vorsicht!
Falls die Schmerzen länger als zwei Tage anhalten, gegen die Nierengegend aufsteigen oder wenn Fieber auftritt, besteht Verdacht auf eine Nierenbeckenentzündung, sodass ein Arzt konsultiert werden muss.
Die chronische Blasenentzündung verlangt zur Abklärung möglicher Ursachen einen Arztbesuch.

Vitis vinifera comp. Das aus vier entzündungshemmend wirkenden Pflanzen, nämlich der Weinrebe, dem Heidekraut, dem Walnussbaum und dem Haselstrauch, zusammengesetzte Mittel hilft besonders bei chronischen Entzündungen. Es ist 3–6-mal täglich mit je 3 Sprühstößen zu empfehlen.

Vaccinium vitis-idaea. Die Preiselbeere, mit ihrer besonderen Beziehung zu den Harnwegen, wirkt entzündungshemmend und desinfizierend. Sie wird daher bei chronischen und wiederkehrenden Blasenentzündungen der Frau eingesetzt. Das Knospenspray ist 3–6-mal täglich zu je 3 Sprühstößen zu empfehlen. Es kann bedenkenlos über längere Zeit eingenommen werden.

Spagyrische Ergänzungsmittel: Smilax medica (Stechwinde, Sarsaparilla) oder Herniaria glabra (Bruchkraut).

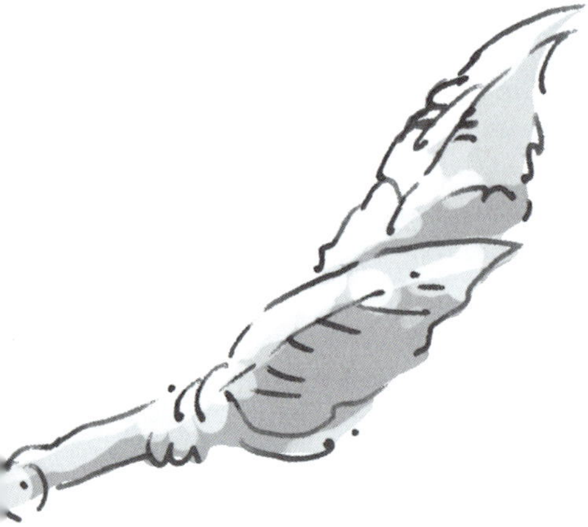

Männerbeschwerden

PROSTATAPROBLEME

Mit zunehmendem Alter des Mannes nimmt die Häufigkeit der gutartigen Prostatavergrößerung zu. Da die Prostata, auch Vorsteherdrüse genannt, beim Blasenausgang liegt und die Harnröhre umgibt, treten bei der Vergrößerung dieser männlichen Drüse vor allem Beschwerden beim Wasserlösen auf. Der Harnstrahl wird schwächer und es stellt sich häufiger Harndrang, vor allem auch nachts, ein. Durch unvollständige Entleerung der Blase (Restharnbildung) wird die Entwicklung einer meist chronisch wiederkehrenden Blasenentzündung begünstigt.

AKUTE PROSTATABESCHWERDEN

Neben den Problemen und Schmerzen beim Wasserlösen äußern sich akute Prostatabeschwerden meistens als Schmerz oder Druck im Dammbereich. Häufig verstärken sich die Beschwerden im Sitzen.

Sequoia gigantea. Der Riesenmammutbaum, bekannt als Stärkungsmittel, ist für die Beschwerden des Mannes der ideale Begleiter. Akute Prostatabeschwerden – wie Entzündungen – sprechen häufig gut auf dieses Mittel an. Das Gemmopräparat ist 3–6-mal täglich zu je 3 Sprühstößen, eventuell im Wechsel mit dem Ribes-nigrum-Gemmospray, zu empfehlen.

Ribes nigrum. Wie bei allen akuten Entzündungen kann die Schwarze Johannisbeere auch hier eingesetzt werden. Ihre schmerzlindernde, entspannende und antientzündliche Wirkung ist bei einer beginnenden Prostataentzündung bzw. Blasenentzündung hilfreich. 3–6-mal täglich, eventuell im Wechsel mit dem Sequoia-gigantea-Gemmospray, werden je 3 Sprühstöße angewandt.

Spagyrische Ergänzungsmittel: Filipendula ulmaria (Mädesüß) oder Clematis recta (Aufrechte Waldrebe).

CHRONISCHE PROSTATABESCHWERDEN

Zu den chronischen Prostatabeschwerden gehören die Probleme beim Wasserlösen sowie wiederkehrende Blasenentzündungen. Manchmal können auch nach einer Prostataoperation noch Beschwerden bestehen oder neu auftreten. Auch hier können die Knospensprays helfen.

Sequoia gigantea. Der Mammutbaum – bereits bei den akuten Prostatabeschwerden erwähnt – darf auch über längere Zeit bei chronischen Beschwerden angewendet werden. Bei geduldiger Anwendung bewirkt er eine Abschwellung der Prostata und reguliert so den verzögerten Harnfluss. Zudem wirkt er vitalisierend auf das männliche Hormonsystem. Das Gemmopräparat ist 3-mal täglich zu je 3 Sprühstößen zu empfehlen.

Vorsicht!
Prostataprobleme bedingen regelmäßige Kontrollen beim Arzt.
Bei akuten Schmerzen soll mit der Arztkontrolle nicht zugewartet werden.
Ebenso verlangt eine plötzlich auftretende Harnverhaltung einen unverzüglichen Arztbesuch.

Betula comp. Dieses Gemisch aus den Knospen der Hänge- und Moorbirke zeigt allgemein eine stark anregende Wirkung auf die Drüsen und auf die Ausscheidung über die Niere. Es hat eine abschwellende Wirkung im Bereich der Prostata. Es empfiehlt sich, 3-mal täglich je 3 Sprühstöße anzuwenden.
Spagyrische Ergänzungsmittel: Clematis recta (Aufrechte Waldrebe), Rhododendron ferrugineum (Alpenrose) oder Conium maculatum (Schierling).

POTENZPROBLEME

Potenzprobleme haben verschiedene Ursachen. Im Alter werden genau wie bei der Frau weniger Sexualhormone gebildet. Zudem sind Potenzprobleme häufig gepaart mit einer Prostatavergrößerung. Es können aber auch psychische Hintergründe vorhanden sein, die die Potenz schwächen, insbesondere auch nach einer Operation im Bereich der Blase oder Prostata.
Sequoia gigantea. Der Riesenmammutbaum hilft bei Erschöpfungszuständen und Energiemangel. Das Gemmomittel wirkt vitalisierend auf das männliche Hormonsystem. Es erhöht und reguliert die Spermienproduktion und hilft bei Prostatabeschwerden, insbesondere dem verzögerten Harnfluss, sowie bei Potenzproblemen. Das Gemmopräparat ist 3–6-mal täglich zu je 3 Sprühstößen zu empfehlen.
Betula comp. Dieses Gemisch aus zwei Birkenarten (Moor- und Hängebirke) wirkt stark auf die Drüsen und reguliert damit die Funktion der Hoden und der Prostata. Es wirkt rhythmisierend und entspannend. Über einen längeren Zeitraum können täglich 3-mal je 3 Sprühstöße angewendet werden.
Spagyrische Ergänzungsmittel: Urtica dioica (Brennnessel), Punica granatum (Granatapfel) oder Vitex agnus-castus (Mönchspfeffer).

WELL-AGING, VORBEUGUNG VORZEITIGER ALTERUNG

Sequoia gigantea. Der Riesenmammutbaum ist bekannt als Stärkungsmittel. Es hilft bei Erschöpfungszuständen und Energiemangel. Wie bei den Frauen beugt es auch beim Mann der Osteoporose vor, indem es Knochen und Bindegewebe stärkt. Das Gemmomittel wirkt vitalisierend auf das männliche Hormonsystem. Es erhöht und reguliert die Spermienproduktion und hilft bei Prostatabeschwerden und Potenzproblemen. Es empfiehlt sich, das Mittel 3–6-mal täglich mit je 3 Sprühstößen anzuwenden.

Olea europaea comp. Dieses Gemmogemisch – bestehend aus Crataegus, Vaccinium vitis-idaea, Rosmarinus officinalis und Olea europaea – ist ein wichtiges Gefäßschutzmittel, das Ablagerungen an den Gefäßwänden vorbeugt und Alterungsprozesse der Gefäße verlangsamt. Es wirkt regulierend auf den Blutdruck und unterstützt das Herz-Kreislauf-System. Es fördert die Ausscheidung von Cholesterin und hilft gegen das metabolische Syndrom. Es empfiehlt sich, 3–6-mal täglich je 3 Sprühstöße einzunehmen.

Spagyrische Ergänzungsmittel: Cynara scolymus (Artischocke), Centella asiatica (Wassernabel) oder Silybum marianum (Mariendistel).

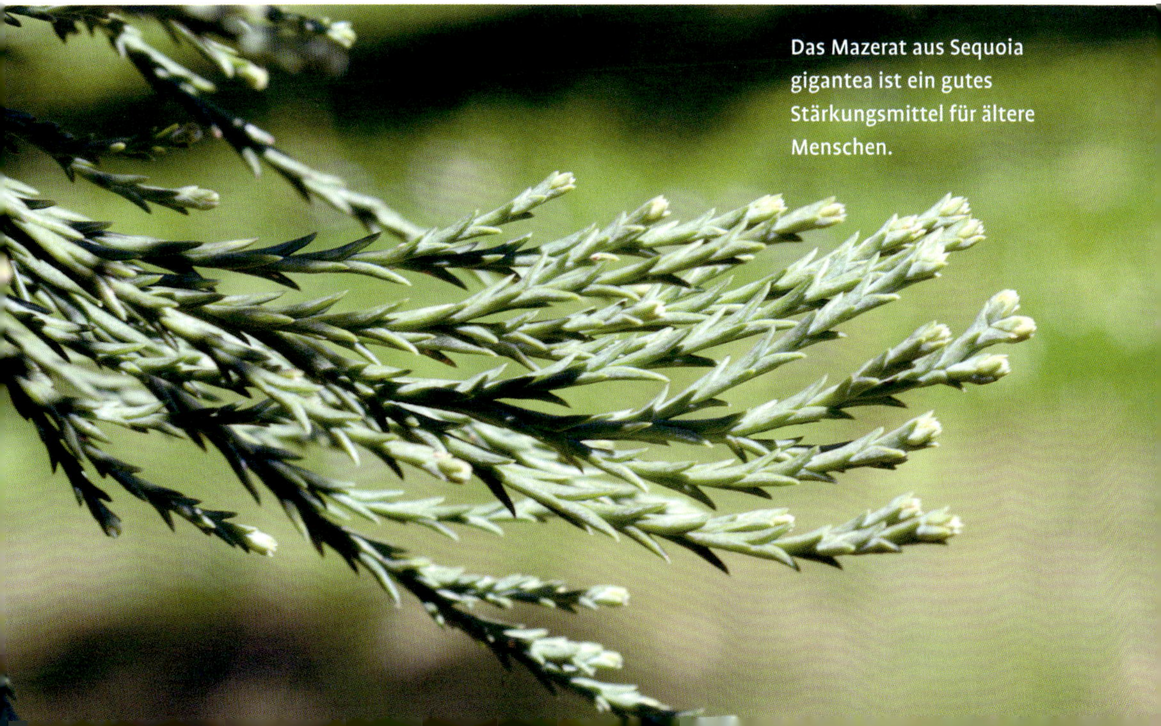

Das Mazerat aus Sequoia gigantea ist ein gutes Stärkungsmittel für ältere Menschen.

Frauenbeschwerden

MENSTRUATIONSBESCHWERDEN

Viele Frauen leiden an Unterleibschmerzen vor oder zu Beginn der Menstruation. Diese Schmerzen zeigen sich vermehrt in stressigen Lebenssituationen. Die hormonellen Schwankungen, die für das Auftreten der Schmerzen verantwortlich sind, wirken sich bei Stress, Schlafmangel oder Kummer verstärkt aus.

Rubus idaeus. Bei Menstruationsbeschwerden ist die östrogenartige Wirkung der Himbeere wünschenswert. Sie harmonisiert den Spiegel der weiblichen Hormone und gleicht allfällige, vor allem stressbedingte Schwankungen aus. Deshalb wird hier Rubus idaeus 3-mal täglich 3 Sprühstöße über mehrere Monate regelmäßig eingenommen.

Ficus carica. Die beruhigende Wirkung des Sprays aus den Knospen des Feigenbaums besänftigt das angespannte vegetative Nervensystem. Da Schmerzen bei der Menstruation häufig mit großer innerer Anspannung gepaart sind, kann das Knospenspray entspannend und schmerzlösend wirken. Es empfiehlt sich, 3–6-mal täglich je 3 Sprühstöße zu applizieren, entweder über mehrere Wochen oder kurz vor und zu Beginn der Menstruation.

Spagyrische Ergänzungsmittel: Alchemilla xanthochlora (Frauenmantel) oder Vitex agnus-castus (Mönchspfeffer).

PRÄMENSTRUELLES SYNDROM

Kommen zu den Menstruationsbeschwerden noch andere körperliche Symptome, wie Kopfschmerzen, schmerzhafte Schwellungen der Brüste, und psychische Symptome, wie verminderte Belastbarkeit, Stimmungsschwankungen von der Depression bis zur Aggressivität, hinzu, sprechen wir von einem prämenstruellen Syndrom (PMS).

Rubus idaeus. Die Himbeere reguliert die Hormonproduktion der Eierstöcke und beugt dadurch dem prämenstruellen Syndrom vor. Es empfiehlt sich, beim Auftreten von Symptomen täglich 3-mal 3 Sprühstöße einzunehmen oder eine längere Anwendung über mindestens 3 Monate zu versuchen, um das Hormongleichgewicht zu verbessern.

Betula comp. Die Birke hat sich bei prämenstruellen Beschwerden als zuverlässig erwiesen: sowohl bei Kopfschmer-

zen als insbesondere auch bei dem unangenehmen Spannungsgefühl in der Brust. Meist reicht es, mit der Anwendung des Sprays etwa 10 Tage vor Eintreten der Menstruation zu beginnen. Durch Anwendung des Mundsprays (3 Sprühstöße, 3-mal täglich) reduzieren sich das Spannungsgefühl und das Gefühl des Aufgedunsenseins im unteren Bauchbereich.
Spagyrische Ergänzungsmittel: Vitex agnus-castus (Mönchspfeffer) oder Artemisia vulgaris (Beifuß).

WECHSELJAHRBESCHWERDEN

Wechseljahrbeschwerden, wie unregelmäßige oder übermäßige Blutungen, Hitzewallungen mit oder ohne Schweißausbrüche, Kampf mit dem steigenden Körpergewicht, sind Ausdruck der hormonellen Veränderungen, die durch das Altern der Eierstöcke entstehen. In dieser Übergangsphase sind bei einem Teil der Frauen die Hormonschwankungen sehr ausgeprägt und die Wechseljahrbeschwerden entsprechend belastend. Die Gemmotherapie kann in dieser Zeit des Wechsels helfen, dass sich die Hormonschwankungen weniger stark auswirken.
Rubus idaeus. Bei Wechseljahrbeschwerden ist die östrogenartige Wirkung der Himbeere wünschenswert. Deshalb wird empfohlen, Rubus idaeus in der Dosierung von 3-mal 3 Sprühstößen über mehrere Monate regelmäßig einzunehmen.
Vaccinium vitis-idaea. Die Preiselbeere hilft bei chronischen Beschwerden des Alterns. Dabei hat sie eine besondere Nähe zum Organismus der Frau. Hier entfaltet sie ein breites Spektrum: Sie wirkt ähnlich wie Östrogen und hilft bei Hitzewallungen. Außerdem fördert sie die Kalziumaufnahme und ist daher nützlich bei der Osteoporose, die häufig in der Menopause ihren Beginn nimmt. Das Mittel beugt zudem Entzündungen der Blase vor. Zu empfehlen sind je 3 Sprühstöße 3–6-mal täglich. Das Gemmopräparat kann bedenkenlos über längere Zeit eingenommen werden. Die Kombination der Gemmosprays Rubus idaeus und Vaccinium vitis-idaea, erleichtert die Anwendung und verstärkt die Wirkung. Ein Kombinationsprodukt ist z.B. Gemmo® Menopause, wovon 2-3 mal täglich 3 Sprühstöße eingenommen werden.
Spagyrische Ergänzungsmittel: Punica granatum (Granatapfel), Passiflora incarnata (Passionsblume).

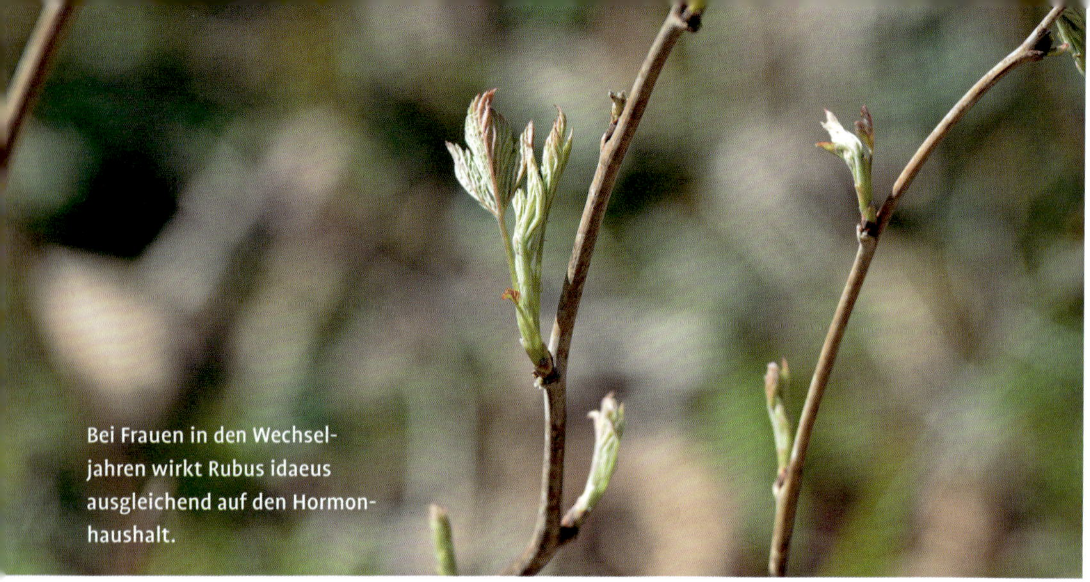

Bei Frauen in den Wechseljahren wirkt Rubus idaeus ausgleichend auf den Hormonhaushalt.

WELL-AGING, VORBEUGUNG VORZEITIGER ALTERUNG

Nach dem Ausbleiben der letzten Regelblutung pendelt sich der Hormonspiegel des Östrogens auf einem tieferen Niveau ein. Der Rückgang dieses Hormons kann bei einem Teil der Frauen zu körperlichen (Bluthochdruck, Gewichtszunahme, Osteoporose) oder psychischen (Schlafstörungen, Depressionen) Problemen führen. Diesen kann mit einer gesunden Lebensführung vorgebeugt werden. Dazu gehören regelmäßige körperliche Aktivität, Stressverringerung, genügend Schlaf, die Pflege sozialer Kontakte sowie eine vitalstoff- und abwechslungsreiche Ernährung.

Die Gemmotherapie hilft, diesen Übergang sanfter zu gestalten und damit den möglichen Problemen vorzubeugen.

Rubus idaeus. Zur gesunden Alterung ist die östrogenartige Wirkung der Himbeere wünschenswert. Deshalb wird empfohlen, Rubus idaeus 3-mal täglich 3 Sprühstöße über mehrere Monate regelmäßig einzunehmen.

Olea europaea comp. Dieses Gemmogemisch – bestehend aus Crataegus, Vaccinium vitis-idaea, Rosmarinus officinalis und Olea europaea – reguliert zu hohe Cholesterinwerte und beugt dem metabolischen Syndrom vor. Es reguliert den Blutdruck und stärkt das Herz-Kreislauf-System. Außerdem ist es ein wichtiges Mittel zum Schutz der Gefäße. Es verhindert Ablagerung an Gefäßwänden und hilft gegen die gefürchtete Arteriosklerose. Es empfiehlt sich, 3–6-mal täglich je 3 Sprühstöße einzunehmen. In dieser Dosierung kann es über Monate bis Jahre angewendet werden.

Spagyrische Ergänzungsmittel: Cynara scolymus (Artischocke), Centella asiatica (Wassernabel) oder Silybum marianum (Mariendistel).

Kinder

HYPERAKTIVITÄT/ADHS

Das Aufmerksamkeitsdefizitsyndrom mit oder ohne Hyperaktivität (ADS oder ADHS) wird bei fünf Prozent der Kinder diagnostiziert. Knaben sind zwei- bis viermal häufiger betroffen als Mädchen. Die Kinder sind ablenkbar und haben Mühe mit der Aufmerksamkeit; sie sind häufig sehr impulsiv bis aggressiv und fallen vielfach durch vermehrten Bewegungsdrang auf. Diese Kinder werden häufig als dumm abgestempelt, was sie keineswegs sind. Sie haben Mühe, die verschiedenen Einflüsse und Impulse zu ordnen. Die Knospenmazerate können problemlos mit den chemischen Medikamenten, die bei ADS/ADHS eingesetzt werden, kombiniert werden.
Tilia tomentosa. Die Silberlinde ist das Beruhigungsmittel per se. Sie wirkt entspannend, beruhigend, nervenstärkend und angstlösend. Es empfiehlt sich, 3–6-mal täglich je 3 Sprühstöße zu applizieren. Dies kann intermittierend oder über längere Zeit eingenommen werden. In Kombination kann Betula comp. dazugegeben werden.
Betula comp. Das Gemmogemisch der Moor- und Hängebirke kann als Basistherapeutikum bei ADS/ADHS eingesetzt werden. Es wirkt entwicklungsfördernd, rhythmisierend und entspannend. Somit werden die Aufmerksamkeit, Konzentration und Impulsivität verbessert. Betula comp. kann allein appliziert werden mit je 3 Sprühstößen 3-mal täglich. Wenn es in Kombination mit Tilia tomentosa gegeben wird, so ist das Therapieschema: Betula comp. morgens und abends je 3 Sprühstöße und Tilia tomentosa je 3 Sprühstöße mittags und vor dem Zubettgehen.
Spagyrische Ergänzungsmittel: Valeriana officinalis (Baldrian), Chamomilla recutita (Kamille) oder Hypericum perforatum (Johanniskraut).

SCHLAFSTÖRUNGEN

Die Kinder benötigen je nach Alter sieben bis zehn Stunden erholsamen Schlaf, um sich tagsüber fit zu fühlen. Auch Kinder können an Einschlaf- oder Durchschlafstörungen leiden, respektive am Morgen zu früh erwachen. Die Ursachen können vielfältig sein: Schulstress, Angst, Sorgen, Erschöpfung, Depressionen, Schlafapnoe, Schmerzen und vieles mehr.

Tilia tomentosa. Die Silberlinde ist das Beruhigungsmittel per se, wirkt entspannend, beruhigend, nervenstärkend und angstlösend. Es empfiehlt sich, eine halbe Stunde vor der Schlafenszeit 1–2 Sprühstöße zu applizieren und dies nach Bedarf bei längerem Wachliegen zu wiederholen. Auch beim Erwachen in der Nacht können erneut 1–2 Sprühstöße appliziert werden. Das Knospenspray kann über längere Zeit eingenommen werden, ohne dass eine Abhängigkeit entsteht.
Ficus carica. Der Feigenbaum zeigt seine beruhigende Wirkung, vor allem auf das vegetative Nervensystem. Die durch große innere Anspannung bedingten körperlichen Begleiterscheinungen wie Kopfschmerzen, Herzklopfen, Magen- oder Bauchschmerzen werden gelindert. So können die Ängste in den Hintergrund treten und dem erholsamen Schlaf Platz machen. Es empfiehlt sich, eine halbe Stunde vor der Schlafenszeit 1–2 Sprühstöße zu applizieren und je nach Bedarf zu wiederholen. Auch beim Erwachen in der Nacht können erneut 1–2 Sprühstöße appliziert werden. Das Mittel kann über längere Zeit eingenommen werden.
Spagyrisches Ergänzungsmittel: Papaver rhoeas (Klatschmohn).

WACHSTUMSBESCHWERDEN

WACHSTUMSSCHMERZEN BEI KINDERN

Wachstumsschmerzen können in gewissen Phasen der Kindheit auftreten und werden vor allem als nächtliche Beinschmerzen beschrieben. Reiben und Massieren der Waden verhilft meist zu einer gewissen Linderung.
Betula comp. Das Gemmogemisch Betula comp. besteht aus Moor- und Hängebirke. Es wirkt entwicklungsfördernd, rhythmisierend und entspannend. Kinder erfahren Linderung der Wachstumsschmerzen. Betula comp. kann über einen längeren Zeitraum mit je 3 Sprühstößen 3-mal täglich angewandt werden.
Rosa canina. Die Heckenrose wird bevorzugt als Schmerzmittel eingesetzt. Sie kann mehrmals, das heißt bis zu 6-mal täglich 3 Sprühstöße, eingesetzt werden. In Kombination mit Betula comp. empfiehlt sich folgendes Schema: Morgens und mittags je 3 Sprühstöße Betula comp. und abends und vor dem Zubettgehen je 3 Sprühstöße Rosa canina.
Spagyrisches Ergänzungsmittel: Juglans regia (Walnuss).

Vorsicht!
Schwerwiegende Erkrankungen des Knochen- oder Muskelgewebes müssen vom Arzt ausgeschlossen werden. Das Wachstum sollte einen normalen Verlauf zeigen und ebenfalls vom Hausarzt kontrolliert werden.

WACHSTUMSSCHMERZEN IN DER PUBERTÄT

Betula comp. Die Kombination von Moor- und Hängebirke wirkt entspannend, rhythmisierend und entwicklungsfördernd. Sie hilft in der Wachstumsphase der Pubertät, das gestörte Gleichgewicht zwischen Größe und Kraft zu verbessern. Täglich 3-mal je 3 Sprühstöße dürfen über einen längeren Zeitraum eingenommen werden.
Fraxinus excelsior comp. Fraxinus excelsior wirkt schmerzlindernd auf den Band- und Sehnenapparat, der in dieser Phase des Ungleichgewichtes häufig überlastet ist. In seiner Wirkung wird es verstärkt durch gleichzeitige Gabe mit Pinus montana und Vitis vinifera. Empfehlenswert sind 3 Sprühstöße 3-mal täglich.
Spagyrisches Ergänzungsmittel: Equisetum arvense (Schachtelhalm).

SCHULKOPFSCHMERZEN

Kinder leiden häufig während der Schulzeit an Kopfschmerzen. Der erhöhte Leistungsdruck, Stress, Schlafmangel, Mobbingsituationen, Depression, vermehrtes Fernsehen, Compu-

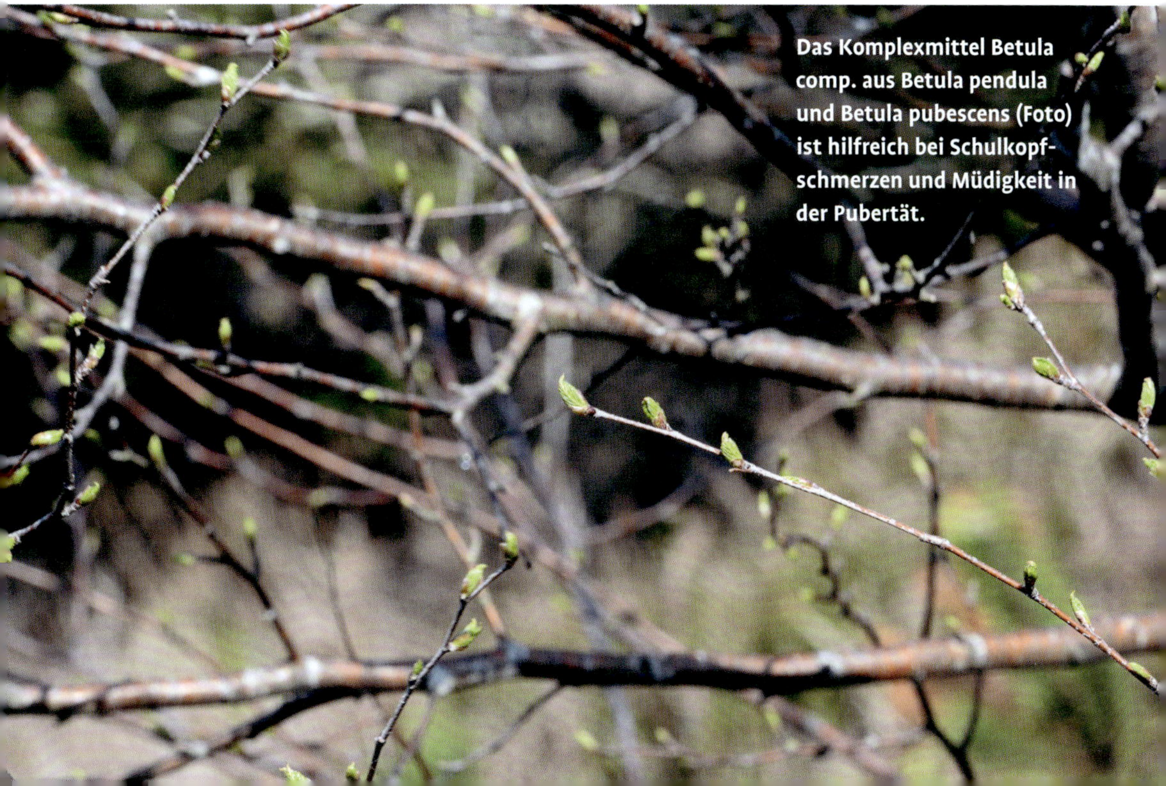

Das Komplexmittel Betula comp. aus Betula pendula und Betula pubescens (Foto) ist hilfreich bei Schulkopfschmerzen und Müdigkeit in der Pubertät.

ter sind nur ein Teil der Ursachen für diese Beschwerden. An den Wochenenden und Ferien verschwindet der Kopfschmerz meist.

Betula comp. Das Gemmogemisch Betula comp. ist ein Gemisch der Moor- und Hängebirke. Es wirkt entwicklungsfördernd, rhythmisierend und entspannend. Es steigert die Vitalität und gilt als gute Unterstützung während der Pubertät. Es empfiehlt sich, 3–6-mal täglich je 3 Sprühstöße zu applizieren. Es kann auch in Kombination mit Sequoia gigantea gegeben werden.

Sequoia gigantea. Der Mammutbaum ist ein vitalisierendes und immunstärkendes Mittel. Es wird mit Vorteil bei Schwächezuständen, Müdigkeit und Erschöpfung gegen Ende der Schulwoche eingesetzt. Es empfiehlt sich, 3–6-mal täglich je 3 Sprühstöße zu applizieren. In Kombination mit Betula comp. wird das folgende Therapieschema empfohlen: Sequoia gigantea morgens und mittags je 3 Sprühstöße und Betula comp. abends und vor dem Zubettgehen.

Vorsicht!
Falls die Kopfschmerzen an Intensität zunehmen und Begleitsymptome wie Erbrechen, Bewusstseinseintrübung oder andere auffallende Symptome auftreten, muss dringend ein Arzt konsultiert werden.

Spagyrische Ergänzungsmittel: Papaver rhoeas (Klatschmohn) oder Eleutherococcus senticosus (Taigawurzel).

BETTNÄSSEN

Wenn Kinder ab der Schulzeit nachts nicht aufwachen und nicht bemerken, dass sie die Blase entleeren müssten, spricht man von Bettnässen. Ungefähr ein Prozent der schulpflichtigen Kinder leidet darunter. Je älter die Kinder werden, desto störender wird es für sie, besonders beim auswärtigen Übernachten. Als Ursache des Bettnässens wird eine verlangsamte Teilentwicklungsstörung, die mit der Reifung der Hirnfunktionen zusammenhängt, diskutiert.

Ficus carica. Der Feigenbaum wirkt beruhigend, angstlösend und krampflösend. Er wird mit Erfolg beim Bettnässen eingesetzt. Es empfiehlt sich, 3–6-mal täglich je 3 Sprühstöße zu applizieren. Tritt die gewünschte Wirkung nach 3–4 Wochen nicht ein, empfiehlt sich ein Wechsel auf Tilia tomentosa.

Tilia tomentosa. Die Silberlinde ist das Beruhigungsmittel per se, wirkt entspannend, beruhigend, nervenstärkend und angstlösend. Es empfiehlt sich, eine halbe Stunde vor der Schlafenszeit 3 Sprühstöße zu applizieren, je nach Bedarf kann es nachts wiederholt werden.

Vorsicht!
Primär sollten die Jugendlichen beim Kinderarzt untersucht und abgeklärt werden.

Spagyrisches Ergänzungsmittel: Avena sativa (Hafer).

Immunsystem

Wenn wir mehrmals pro Jahr wiederkehrenden Infekten, bedingt durch unterschiedliche Viren und Bakterien, ausgesetzt sind und dies unseren Körper schwächt, so benötigen unsere Abwehrkräfte (Immunsystem) Unterstützung.
Verschiedene Ursachen auf körperlicher, aber auch seelischer Ebene können das Immunsystem schwächen. Auf körperlicher Ebene sind es wiederkehrende Infekte durch Viren oder Bakterien, die auf ein geschwächtes Immunsystem hinweisen. Dies kann zum Beispiel nach einer schweren Erkrankung, wie einer Lungenentzündung oder einem Pfeiffer'schen Drüsenfieber, vorkommen. Manchmal tritt es aber auch nach Schwangerschaft und langer Stillzeit auf. Auch bei Krebserkrankungen und den dabei eingesetzten, kräftekonsumierenden Therapien ist das Immunsystem geschwächt.
Neben diesen mehr körperlichen Ursachen können seelische Verstimmungen zu einer Schwächung des Immunsystems führen.
Wichtig in diesen Situationen ist ein klärendes Gespräch mit einer therapieerfahrenen Person, um die richtige Behandlung einzuleiten. Die Gemmotherapie kann in allen diesen Situationen eine hilfreiche Unterstützung sein.
Rosa canina. Die Heckenrose ist die Arznei, die eine antientzündliche, antivirale und immunstärkende Wirkung zeigt. Sie ist im Hals-Nasen-Ohren-Bereich ganz besonders wirksam, wo viele Infekte in Erscheinung treten. Aber auch bei Schwächezuständen nach Grippe oder sonstiger schwerer Infektion hilft sie, die Abwehrkräfte wieder aufzubauen. Sie sollte regelmäßig 3–6-mal täglich mit je 3 Sprühstößen appliziert werden.
Sequoia gigantea. Der Riesenmammutbaum kann generell als Stärkungsmittel bezeichnet werden. Seine Wirkung ist tief greifend und lang anhaltend. Er stimuliert das Immunsystem und erhöht die Vitalität. Das Gemmopräparat ist 3–6-mal täglich zu je 3 Sprühstößen zu empfehlen.
Spagyrische Ergänzungsmittel: Pelargonium reniforme (Kapland-Pelargonie) oder Eleutherococcus senticosus (Taigawurzel).

Spagyrik als Begleittherapie

Spagyrik ist eines der ältesten und gleichzeitig auch komplexesten Verfahren, um aus Pflanzen Heilmittel herzustellen. In der Praxis zeigt sich, dass sich Spagyrik und Gemmotherapie sehr gut ergänzen. Darum möchten wir Ihnen auch die Spagyrik an dieser Stelle kurz vorstellen.

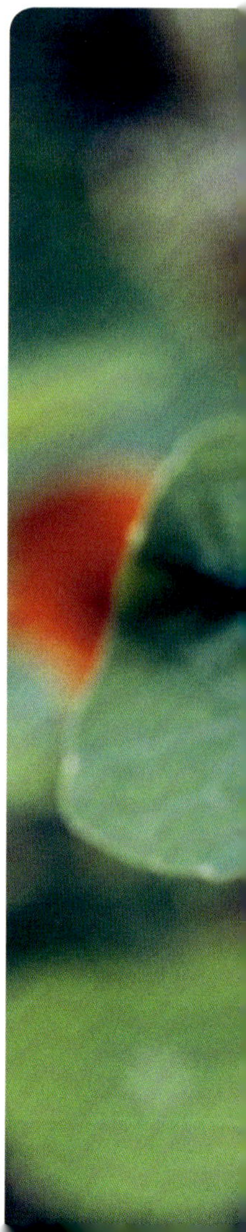

Ein Blick auf die Spagyrik ist für alle interessant, die von der oberflächlichen Betrachtung in die tieferen Zusammenhänge vordringen möchten. Aus der Sicht der Gemmotherapie ist ein Zusammenspiel der heilenden Kräfte von Baum, Strauch und Kraut ideal. Die Knospen von Bäumen und Sträuchern zu ernten, um gemmotherapeutische Mittel herzustellen, ist gut möglich. Wie jedoch sieht es mit den Kräutern aus?
Bei Heilkräutern handelt es sich häufig um einjährige Pflanzen, die einzig Blütenknospen hervortreiben. Die Pflanzen sterben im Winter ab und entstehen aus Sämlingen oder Ablegern im Frühjahr neu.

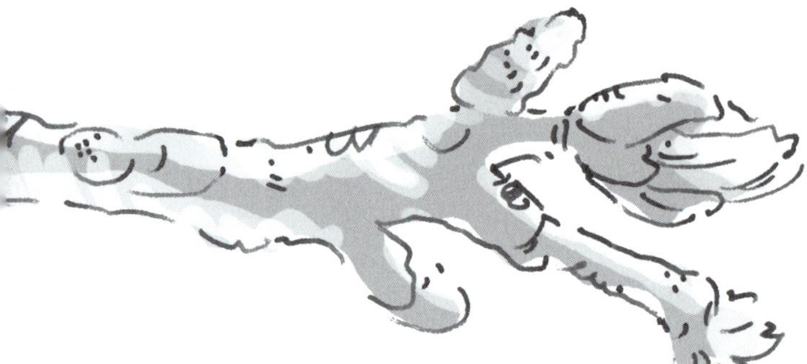

Für diese Pflanzen ist eine spagyrische Aufbereitung, die aus der ganzen Pflanze hergestellt wird, ideal. Sie kann das gemmotherapeutische Konzept vervollständigen; daher wurden Verweise auf spagyrische Ergänzungsmittel im Selbstbehandlungsteil eingefügt.

Die Welt der Alchemie

Die Methoden der Alchemie ermöglichen die Heilmittelherstellung. Ihre Wurzeln reichen Jahrtausende zurück bis hin zu Zeiten, da man die Welt mit anderen Augen betrachtete als heute.

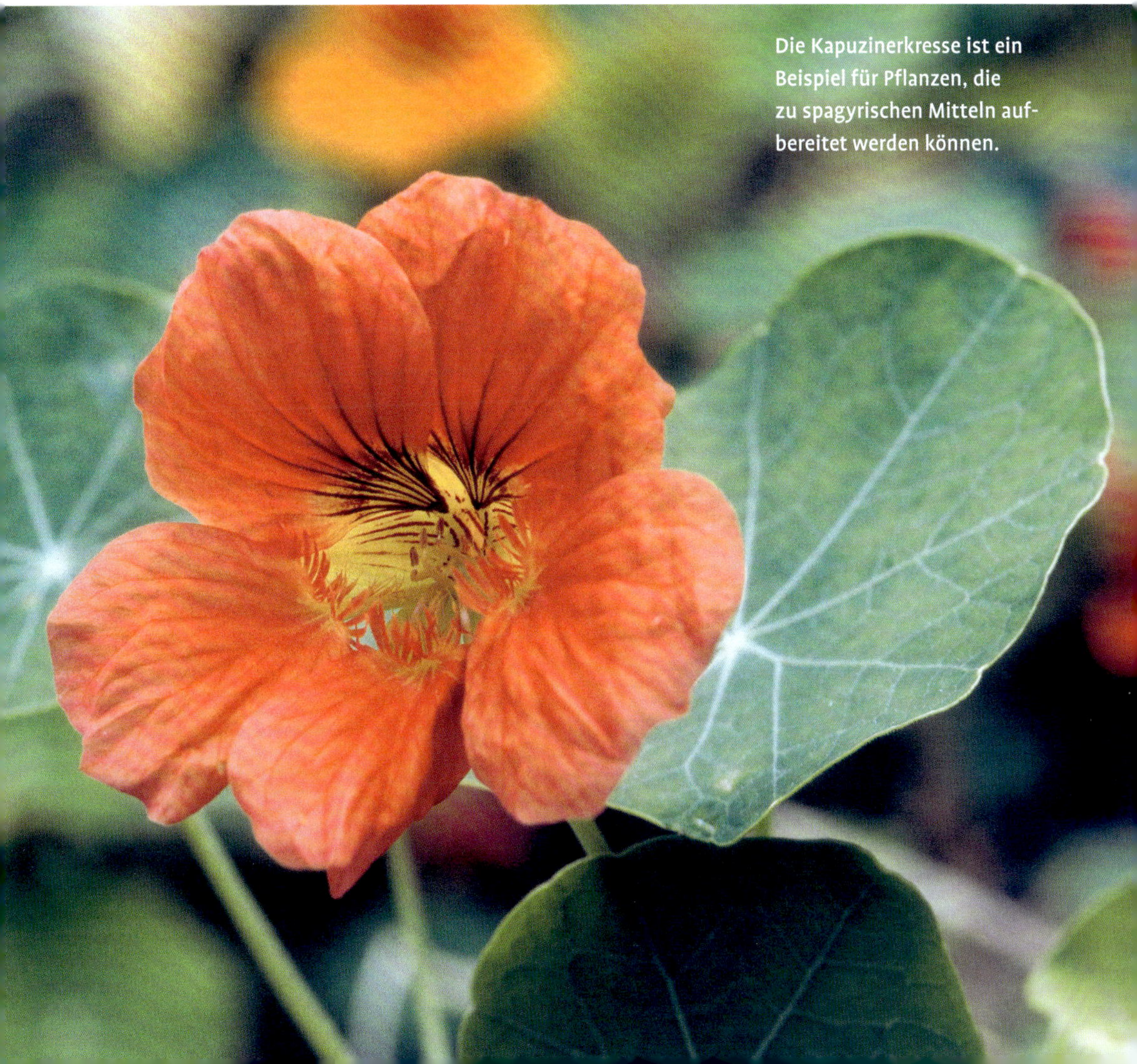

Die Kapuzinerkresse ist ein Beispiel für Pflanzen, die zu spagyrischen Mitteln aufbereitet werden können.

Chemie und Alchemie

Der Unterschied zwischen Chemie und Alchemie liegt darin, dass beide die gleiche Sache (das Heilmittel) betrachten, aber aus zwei komplett verschiedenen, miteinander nicht vergleichbaren Blickwinkeln.

Man war der Auffassung, dass die Natur, unser Planet, das ganze Universum, also alles, was ist, aus einer einzigen Quelle heraus entstanden ist. Diese Quelle war von „geistiger Natur". Heute würde man sagen: Diese Quelle war Energie. Daraus schloss man, dass alles, was ist, auch miteinander „verwandt" ist, also ähnlich. Diese Ähnlichkeit nennt man Analogie.
Dazu gehört natürlich auch der Mensch. Ihn verstand man als Mikrokosmos, als kleine Abbildung des gesamten, großen Makrokosmos.

DIE INNERE KRAFT DER DINGE UND LEBEWESEN

Da alles – Stein, Pflanze, Tier, Mensch – miteinander verwandt ist, alles in Analogie zueinander steht, unterliegt auch alles derselben Gesetzmäßigkeit und ist nach demselben Muster aufgebaut. Trotzdem war natürlich auch für Alchemisten offensichtlich, dass Stein und Mensch nicht dasselbe (im Sinne von Identität) sind. Aber sie haben erkannt, dass beide grundsätzlich auf vergleichbare Weise gegliedert sind und denselben natürlichen Kräften unterliegen.
Genau diese Gliederung und die darin wirkenden Kräfte waren das, was die Alchemisten untersuchten. Im Gegensatz zur heutigen Chemie, die sich für die Beschaffenheit der Materie interessiert, waren die Stoffe als solche für die Alchemie nicht von besonderem Interesse. Jede Materie ist für sie immer nur der Ausdruck einer dahinter stehenden Kraft. So erstaunt es auch nicht, dass die Ursache für die Wirkung eines Heilmittels nicht in seiner Stofflichkeit („Wirkstoff") verstanden wird, sondern in einer nicht sichtbaren oder messbaren Kraft, einer Dynamik („Wirkprinzip").

Paracelsus und die heilende Kraft

In der Form, wie wir sie heute kennen, geht die Spagyrik auf den berühmten Arzt und Alchemisten Paracelsus (1493–1541) zurück. Er nannte diese heilende Kraft, weil sie nicht greifbar ist, „Arcanum", die lateinische Bezeichnung für Geheimnis. Das Ziel der Spagyrik ist es, dieses Arcanum, diese reine Heilkraft, die nichts Schädliches mehr an sich hat, aus den Ausgangssubstanzen herauszuarbeiten.

„Darumb so lern alchimiam,
die sonst spagyria heisst,
die lernet das falsch scheiden
vom gerechten“
(Paracelsus, Buch „Paramirum“).

In modernerer Sprache:
Die Alchemie,
die man auch Spagyrik nennt,
lehrt die (Unter-)Scheidung
von Wesentlichem und Ballast.

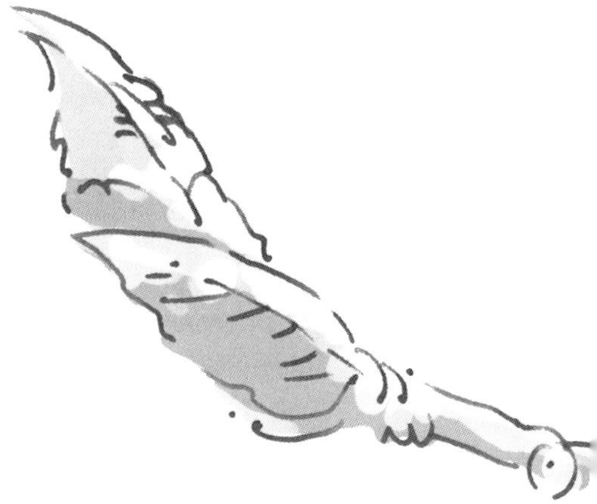

Paracelsus hielt die Spagyrik für die beste und wirksamste Art der Heilmittelzubereitung und schrieb, dass nur der ein guter Arzt sein könne, der sich auch auf die Alchemie verstehe.
Damit ist das Wichtigste schon gesagt: Wenn der Spagyriker ein Heilmittel herstellt, so trennt er seinen Ausgangsstoff auf, scheidet den „Ballast“ (zum Beispiel das Gift) ab und setzt das Ganze wieder zusammen.
Doch wie soll das geschehen, da das Wesentliche, das Arcanum, ja nichts Materielles ist?

Die drei Prinzipien: Sal, Sulfur und Merkur

Das Wichtigste bei einer Trennung sind die Kriterien. Man kann eine Pflanze nach ganz verschiedenen Kriterien auftrennen, zum Beispiel nach ihren Organen, also Wurzel, Stängel, Blatt, Blüte. Oder nach chemischen Gesichtspunkten, also gewisse Stoffe, zum Beispiel Bitterstoffe, extrahieren. Diese können sich sowohl in der Wurzel wie auch in der Blüte oder dem Blatt befinden.
Oder man kann sie, das ist der Weg der Spagyrik, nach ihren Wesensgliedern aufspalten. Diese sind zwar nicht materiell, aber es gibt Stoffe, die ihre Merkmale sehr deutlich zeigen und sie damit sozusagen repräsentieren. Diese Wesensglieder nennt man Sal, Sulfur und Merkur. Es sind die sogenannten drei philosophischen Prinzipien, philosophisch, weil es sich dabei um geistige, dynamische Größen und nicht um materielle handelt.

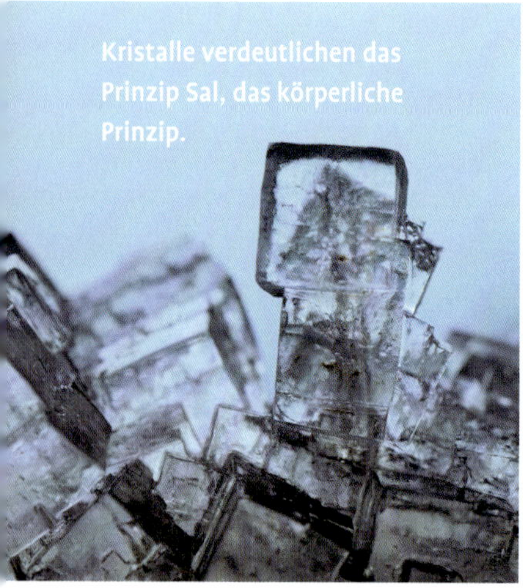

Kristalle verdeutlichen das Prinzip Sal, das körperliche Prinzip.

DAS PRINZIP SAL

„Sal“ ist lateinisch und bedeutet Salz. Salz hat die Eigenschaft, dass es Kristalle bilden kann. Es strukturiert sich zu regelmäßigen, geometrischen Gebilden. Es ist fest und hart. Schöne Kristalle sind meist durchsichtig, was ein Zeichen für ihre Reinheit ist. Im Salz haben wir also einen Stoff, der eine Naturdynamik bildhaft zeigt: Jene Grunddynamik in der Natur, die strukturiert, Ordnung schafft, verdichtet. Diese Dynamik ist verantwortlich für die Formgebung, für jede körperliche (anfassbare, materielle) Erscheinung in der Natur. Man nennt das Sal-Prinzip deshalb auch „körperliches Prinzip“ oder kurz Körper.

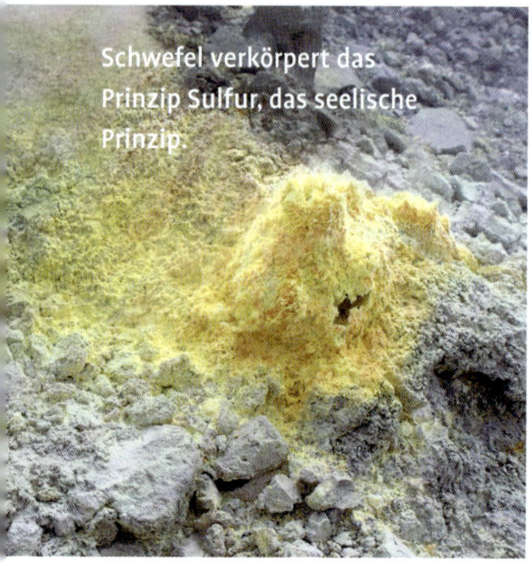

Schwefel verkörpert das Prinzip Sulfur, das seelische Prinzip.

DAS PRINZIP SULFUR

„Sulfur“ ist ebenfalls lateinisch und heißt Schwefel. Der Schwefel zeigt ein ganz anderes Bild: Er ist intensiv gelb gefärbt, riecht sehr stark und brennt. Da wird eine ganz andere Dynamik sichtbar. Farbe und Geruch sind sehr individuell. Im Sulfur sehen wir das differenzierende, individualisierende Prinzip. Es schafft nicht eine Form wie das Sal, sondern einen Inhalt, den Charakter, das Einzigartige. Es ist brennend, leuchtend. Deshalb steht Sulfur für das „seelische Prinzip“ oder kurz Seele, denn diese ist es, die jede Erscheinung einzigartig macht.

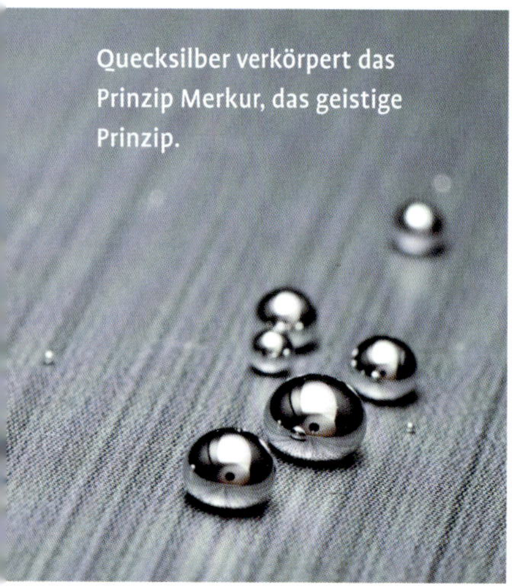

Quecksilber verkörpert das Prinzip Merkur, das geistige Prinzip.

DAS PRINZIP MERKUR

Merkur bedeutet auf Latein nichts anderes als Quecksilber. Früher nannte man Quecksilber auch „Argentum vivum“, das lebendige Silber. Es ist zwar ein Metall, trotzdem ist es flüssig, quirlig, passt sich jeder Form an. Lässt man es fallen, bilden sich Unmengen kleiner Kügelchen, die sich alsbald wieder zu größeren Kügelchen vereinen. Das ist ein Bild für jene Kraft in der Natur, die Leben schafft, zu Bewegung und Austausch drängt. Das lebenspendende Prinzip. Es bewegt, verbindet, schafft Kommunikation und Rhythmus. Quecksilber verdampft sehr leicht. Ebenso wie das (brennende) Prinzip Sulfur ist der (verdampfende) Merkur sehr flüchtig. Er stellt das luftige „geistige Prinzip“ dar.

ANWENDUNG DER DREI PRINZIPIEN

Trennen wir nun eine Pflanze spagyrisch auf, so suchen wir in ihr Stoffe, die den drei Prinzipen entsprechen, reinigen jeden einzelnen und fügen sie am Schluss wieder zusammen.
Mit dem Prinzip **Sal** haben wir es relativ einfach, denn der Pflanzenkörper besteht zu einem Teil aus Mineralsalzen, die sich herauslösen und kristallisieren lassen.
Schwieriger wird es schon beim **Sulfur**. Der chemische Stoff Schwefel lässt sich kaum in Pflanzen finden. Trotzdem hat jede Pflanze ihre eigene Farbe, ihre charakteristische Art und einen ganz speziellen Geruch. Eine Analogie zum Sulfur finden wir beispielsweise in den ätherischen Ölen, die die reinste Form der pflanzlichen Individualität darstellen und dem Schwefel sehr verwandte Eigenschaften zeigen, nämlich Farbe, Geruch und die Brennbarkeit.
Noch komplizierter wird es mit dem **Merkur**. Gäbe es in den Pflanzen Quecksilber, so wäre das ziemlich gefährlich, denn das Element Quecksilber ist stark giftig. Dennoch gibt es einen Stoff, der dem Merkur entspricht. Er ist zwar nicht in dieser Form in der Pflanze zu finden, lässt sich aber durch die Umwandlung des in den Pflanzen vorhandenen Zuckers darstellen. Es ist der Alkohol, den man auch „Aqua vitae", das „Lebenswasser" oder den „Sprit" nennt. Spiritus ist die lateinische Bezeichnung für Geist, deshalb werden alkoholhaltige Getränke auch als „geistige Getränke" bezeichnet.

Herstellung spagyrischer Mittel

Spagyrische Mittel werden in speziellen Betrieben hergestellt, die über eine entsprechende Ausrüstung verfügen. Die eigene Herstellung mit einfachen Mitteln, wie bei der Gemmotherapie, ist nicht möglich.
In der praktischen Umsetzung, also der konkreten Herstellung spagyrischer Heilmittel, gibt es verschiedene Wege zum Ziel. Der gängigste davon ist die Methode nach Zimpel (Carl Friedrich Zimpel, 1801–1879, war deutscher Ingenieur und Mediziner), die im deutschen homöopathischen Arzneibuch festgeschrieben ist.
So sehr die verschiedenen Wege voneinander abweichen können, so gibt es doch einige Stationen, die durchschritten werden müssen. Wenn immer möglich, verwendet man in der Spagyrik die frische, blühende Pflanze mit all ihren Teilen,

auch der Wurzel. Dabei muss darauf geachtet werden, dass die Standortbedingungen wie Klima und Bodenbeschaffenheit den artspezifischen Ansprüchen der Pflanzen gerecht werden.

Vorbereitung der Pflanze. Ganz wichtig ist die Vorbereitung der Pflanze, ohne die eine Auftrennung in ihre drei Prinzipien nicht möglich ist. Die Pflanzen werden sorgfältig gesäubert, kleingeschnitten und zusammen mit Wasser und speziellen Hefen einem Gärungsprozess unterzogen.

Gärung. Während der Gärung wandeln die Hefen diverse, in den Pflanzen enthaltene Stoffe, wie zum Beispiel Zucker, um. In der Maische entsteht ein neues Stoffgefüge, das alkoholhaltig ist. Dieser Gärungsprozess bedeutet für die Pflanze das Absterben. Sie hört auf, so zu sein, wie sie auf der Wiese war, ihre Lebenskraft geht in Form des sich bildenden Alkohols in die Maische über.

Destillation. Ist die Gärung abgeschlossen, wird der Ansatz destilliert. Bei dieser Destillation wird der das Merkur-Prinzip repräsentierende Alkohol vom Wasser und den anderen in der Maische vorhandenen Stoffen (Ballast) getrennt. Ebenso werden die ätherischen Öle, die den Sulfur darstellen, durch die Destillation separat aufgefangen. Es resultieren somit zwei Destillate – ein alkoholisches und ein wässriges.

Kalzination. Die nach der Destillation verbleibenden Pflanzenreste werden getrocknet und verbrannt, die Asche wird „calziniert", das heißt bei hohen Temperaturen so lange durchgeglüht, bis ein homogenes, helles Pulver entstanden ist. Aus diesem Pulver werden anschließend mit dem wässrigen Destillat die löslichen Salze ausgewaschen; die nicht löslichen Teile werden abfiltriert und verworfen.

In der sogenannten chymischen Hochzeit wird nun das alkoholische Destillat dem wässrigen Destillat beigemengt und vermischt. Das Resultat ist die spagyrische Essenz.

Liebliche Essenz

Nach Aussage der alten Alchemisten ist eine sorgfältig gearbeitete spagyrische Essenz immer sehr angenehm einzunehmen, völlig gift- und nebenwirkungsfrei und darüber hinaus praktisch unbegrenzt haltbar.

Oder wie Johann Rudolph Glauber in seiner 1654 veröffentlichten „Pharmacopaea spagyrica" schreibt:
„... und es resultiert eine klare, kräftige und liebliche Essenz, davon etliche Tropfen mehr Kraft beweisen als des rohen Krautes eine ganze Handvoll."

Pflanzliche Heilkräfte nutzbar machen

Durch die Alchemie oder die Spagyrik wird ein Stoff so umgewandelt, dass er vom Menschen aufgenommen werden kann. Wenn wir uns dies am Beispiel von Getreide verdeutlichen, wird uns schnell bewusst, dass wir uns durch das Kauen von Körnern schwerlich ernähren können. Werden die Körner jedoch verarbeitet (also gemahlen oder zerkleinert oder gekocht oder durch Gärprozesse aufgeschlossen), können wir

sie in dieser Form verdauen und ihre Inhaltsstoffe aufnehmen. Kurz gesagt: Wird das Getreide zum Brot, zu Nudeln, zu Porridge oder zum Frischkornmüsli verarbeitet, so nährt es uns. Am Beispiel einer Pflanze bedeutet dies, dass die Bestandteile der Pflanze zunächst getrennt, dann weiterverarbeitet und zuletzt wieder zusammengefügt werden, um ihre Heilkräfte für den Menschen umfassender nutzbar zu machen.
Das Besondere der spagyrischen Aufarbeitung der Pflanzen liegt darin, dass durch den umfassenden Bearbeitungsprozess sämtliche Inhaltsstoffe der Pflanzen für den Menschen erschlossen werden können, also sowohl die in Flüssigkeiten löslichen Substanzen als auch die mineralischen Bestandteile. Darin besteht der wesentliche Unterschied zwischen Spagyrik und Phytotherapie.

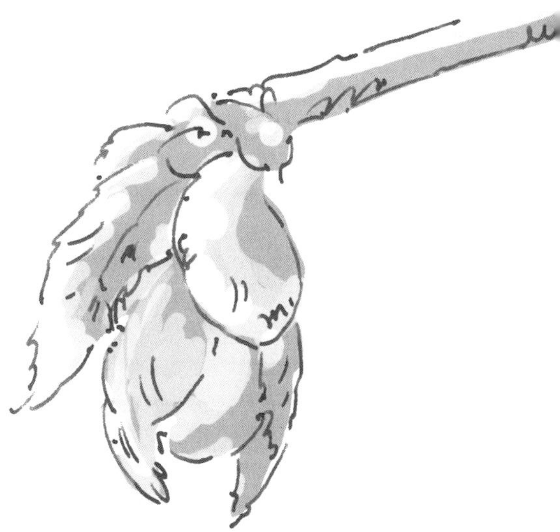

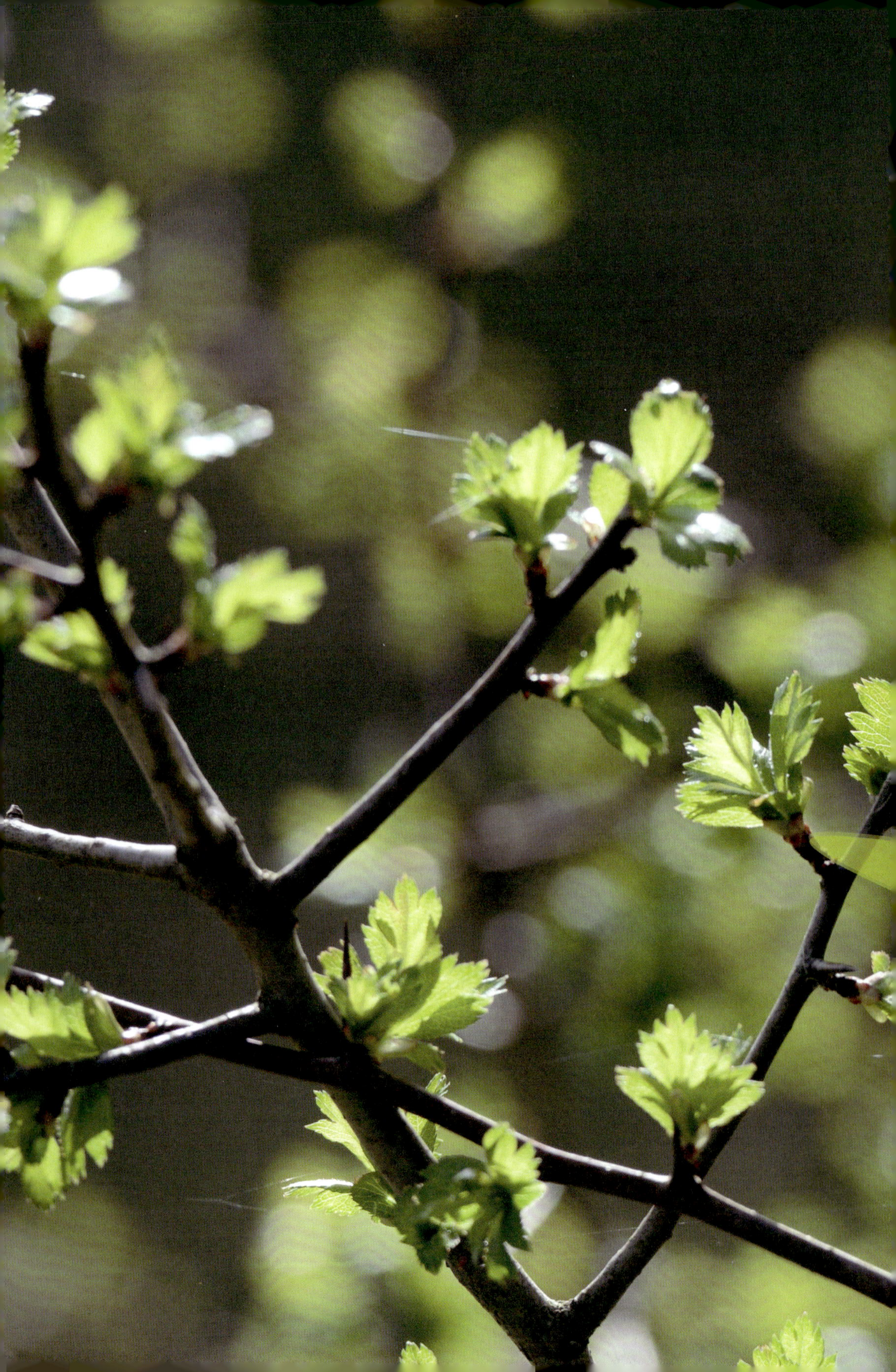

Service

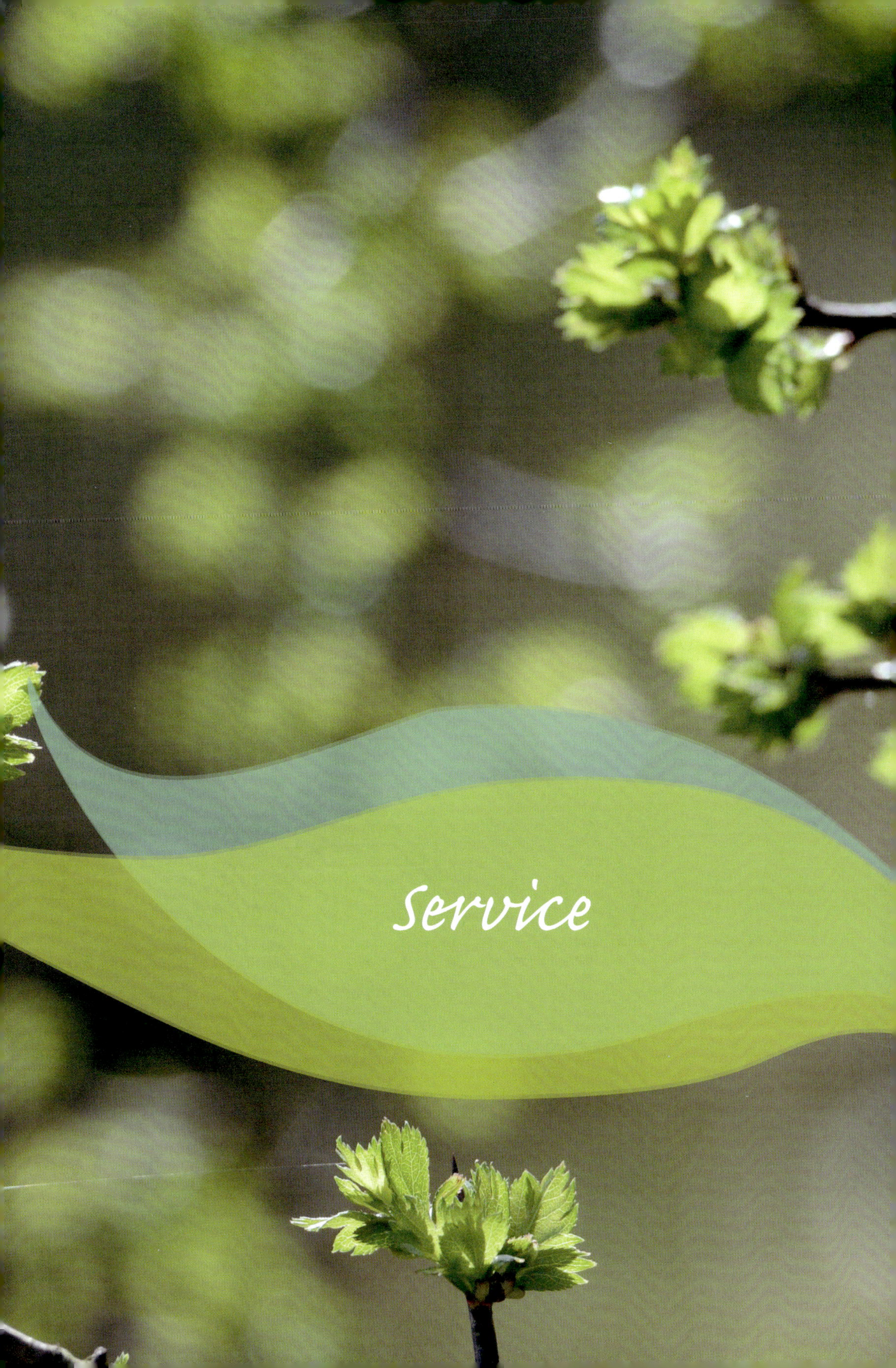

Bewährte Indikationen im Überblick

Hier haben wir die häufigsten Beschwerden in alphabetischer Reihenfolge aufgeführt und dazu die am besten geeigneten Gemmomittel.

Sie finden hier auch gut wirksame, käuflich erwerbbare Komplexmittel, die aus den Knospen mehrerer Pflanzenarten hergestellt werden (erkennbar an der Abkürzung „comp."). Die Buchstaben A und B stehen für die Anwendungsgebiete der Mittel: A bedeutet, dass es für diese Krankheit hauptsächlich gebräuchlich ist, also als erstes Mittel eingesetzt werden soll. B bedeutet, dass es neben seinen Hauptanwendungsgebieten auch hier wirksam ist.

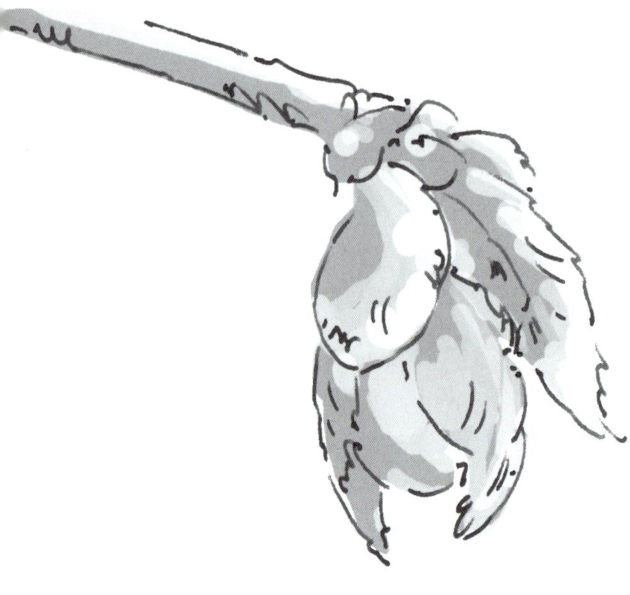

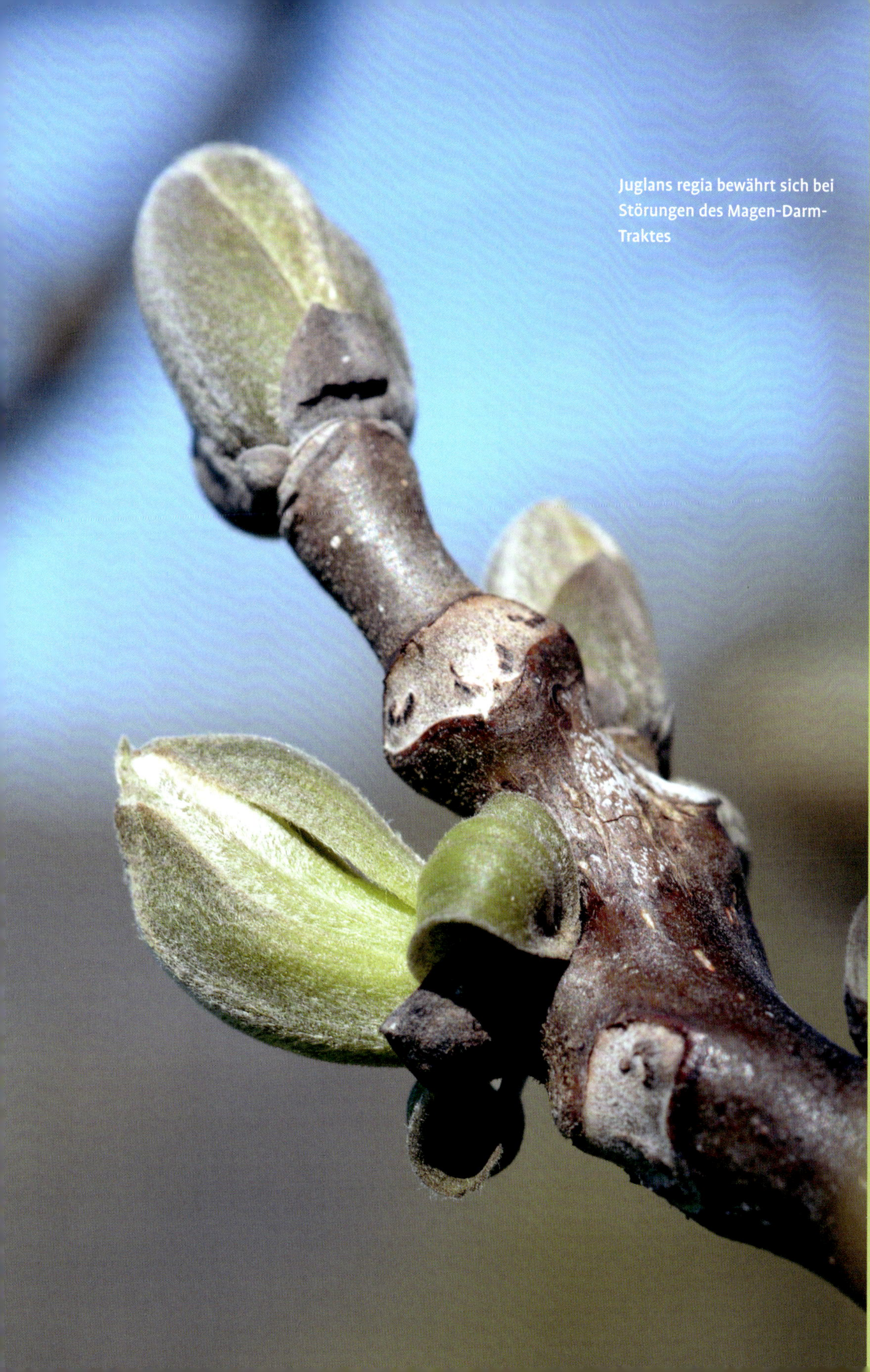

Juglans regia bewährt sich bei Störungen des Magen-Darm-Traktes

	Betula comp.	Castanea sativa	Ficus carica	Fraxinus excelsior comp.	Juniperus communis	Olea europaea comp.	Ribes nigrum	Rosa canina	Rosmarinus officinalis comp.	Rubus fruticosus	Rubus idaeus	Sequoia gigantea	Tilia tomentosa	Ulmus minor	Vaccinium vitis-idaea	Vitis vinifera comp.
ADS/ADHS	B												A			
Akne	B						A							B		
Angst/Angststörung			A										B			
Appetitlosigkeit			A										B			
Appetitregulation					A								B			
Arthrose				A			B									
Ausleiten nach Infektionen oder Antibiotikakur	A				B											
Ausleiten, allgemein					A	B										
Ausscheidung Schweiß, Eiter, Sekrete		B			A											
Bänder, Geschmeidigkeit erhöhend				B								A				
Bettnässen			A										B			
Bindegewebe, schwach			A									B				
Blähungen					A											
Blasenentzündung, akute							B		A							
Blasenentzündung, chronische															B	A
Blutdruck, niedriger							A									
Bluthochdruck/ Blutdruck, hoher						A										
Burn-out-Syndrom			B									A				
Cholesterinwerte, erhöht					B	A										
Darmkrämpfe													B			A
Depressive Verstimmung			A									B				
Dreimonatskoliken													A			
Durchfall															A	
Durchfall, nach Antibiotika					B										A	
Ekzem, akutes							A		B							
Ekzem, chronisches														A		B

	Betula comp.	Castanea sativa	Ficus carica	Fraxinus excelsior comp.	Juniperus communis	Olea europaea comp.	Ribes nigrum	Rosa canina	Rosmarinus officinalis comp.	Rubus fruticosus	Rubus idaeus	Sequoia gigantea	Tilia tomentosa	Ulmus minor	Vaccinium vitis-idaea	Vitis vinifera comp.
Energiemangel			B				B					A				
Entgiftend	B				A											
Entgiftend, Frühjahrskur	B				A											
Entzündung, akut							A		B							
Entzündungen, Rachen							A	A	B							
Entzündungshemmend							B		A							
Erkältungskrankheiten								B	A							
Erschöpfung			B									A				
Fieber							B	A								
Fieberbläschen, Herpes simplex							B							A		
Fitness verbessern	B				A											
Freie Radikale bindend, Leberschutz						A			B							
Gallenfluss					B	A										
Gebärmutterbereich, krampflösend											A					
Gelenkschleimhaut, entzündungshemmend				A											B	
Gelenkschmerzen	B			A												
Gewichtsregulierung/ Übergewicht					B	A										
Grippezustände							A		B							
Gürtelrose									A					B		
Halsschmerzen, akut							A	A	B							
Halsschmerzen, chronisch								B								A
Hämorrhoiden		A			B											
Haut, schlaffe	B				A											
Hautjucken							B							A		
Heiserkeit							A									B

	Betula comp.	Castanea sativa	Ficus carica	Fraxinus excelsior comp.	Juniperus communis	Olea europaea comp.	Ribes nigrum	Rosa canina	Rosmarinus officinalis comp.	Rubus fruticosus	Rubus idaeus	Sequoia gigantea	Tilia tomentosa	Ulmus minor	Vaccinium vitis-idaea	Vitis vinifera comp.
Herzschlag, beschleunigter			B										A			
Heuschnupfen, akut							A		B							
Immunabwehr, stimulierend								A				B				
Immunsystem, akute Abwehrsteigerung							A		B							
Insektenstich							A		B							
Koliken, krampfartig							A						B			
Krampfadern		A				B										
Kurzatmigkeit infolge von Asthma, Rauchen usw.										A						
Lampenfieber			B										A			
Leberschutz					B	A										
Magenbrennen			A			B										
Menstruationsbeschwerden/ prämenstruelles Syndrom	B										A					
Muskulatur, verkrampft				A									B			
Nasennebenhöhlen-entzündung							A		B							
Nasen-Rachen-Entzündungen								A	B							
Nervosität			B										A			
Ödeme, allgemeine Stauungszustände		B			A											
Osteoporose bei der Frau	A									B					B	
Osteoporose, Frakturprophylaxe										A						
Otitis								A	B							
Paradontose	A				B											
Prämenstruelles Syndrom	B										A					
Prostatabeschwerden, akut							B					A				
Prüfungsangst			B										A			

	Betula comp.	Castanea sativa	Ficus carica	Fraxinus excelsior comp.	Juniperus communis	Olea europaea comp.	Ribes nigrum	Rosa canina	Rosmarinus officinalis comp.	Rubus fruticosus	Rubus idaeus	Sequoia gigantea	Tilia tomentosa	Ulmus minor	Vaccinium vitis-idaea	Vitis vinifera comp.
Reisekrankheit												B	A			
Rheuma				A											B	
Rhinitis, allergische							A		B							
Schlaflosigkeit, auch bei Kindern			B										A			
Schlafstörungen			B										A			
Schlafstörungen, Schwangere			B										A			
Schnupfen, fließend							B		A							
Schnupfen, Kinder							B		A							
Schnupfen, trockener		B						A								
Schulkopfschmerzen, Konzentrationsschwäche	A											B				
Schwere Beine, nach langem Stehen		A														
Sehnen-, Bänder-, Muskelschwäche				B								A				
Sinusitis							A		B							
Stress			B										A			
Unruhe, nervöse			B										A			
Venenstauungen (Krampfadern)		A				B										
Verdauungsbeschwerden	B				A											
Verdauungsförderung bei Völlegefühl					A	B										
Wallungen											A				B	
Wechseljahrbeschwerden											A				B	
Well-Aging bei der Frau						B					A					
Well-Aging beim Mann						B						A				
Wunden/Wundheilung						B								A		

Schnell nachgeschlagen

Literatur

Andrianne, P. (2011): Traité de gemmothérapie. Editions Amyris, Bruxelles, 381 S.

Bichsel, B. (2013): Wenn es kribbelt, juckt und kratzt. CoMed 19, 2, 14–16.

Bocksch, M. (2007): Das praktische Buch der Heilpflanzen. 5. Aufl. BLV Buchverlag, München, 255 S.

Braun, H., D. Frohne (1987): Heilpflanzen-Lexikon für Ärzte und Apotheker. 5. Aufl. Gustav Fischer Verlag, Stuttgart, 315 S.

Chevalier, J., A. Gheerbrant (1982): Dictionnaire des symboles. 16. éd. Edition Robert Laffont S.A. et Editions Jupiter, Paris, 1060 S.

Fischer, S. (1984): Blätter von Bäumen; Legenden, Mythen, Heilanwendung und Betrachtung von einheimischen Bäumen. 9. Aufl. Zweitausendundeins, Frankfurt am Main, 187 S.

Frohne, D., H. J. Pfänder (1997): Giftpflanzen. 4. Aufl. Wissenschaftliche Verlagsgesellschaft, Stuttgart, 198 S.

Gessner, O., G. Orzechowski. (1974): Gift- und Arzneipflanzen von Mitteleuropa, 3. Aufl. Carl Winter Universitätsverlag, Heidelberg, 582 S.

Hegi, G. (1925/1965/1975): Illustrierte Flora Mitteleuropas. Band I–VI. 1.–3. Auflage. Verlag Paul Parey, Berlin.

Hesse, H. (1996): Bäume. Betrachtungen und Gedichte. Insel Verlag, Frankfurt am Main und Leipzig.

Kalbermatten, R. (2002): Wesen und Signatur der Heilpflanzen. AT-Verlag, Aarau, 160 S.

Kästner, E. (1936): Doktor Erich Kästners lyrischer Hausapotheke. Atrium Verlag, Zürich, und Thomas Kästner

Lauber, K., G. Wagner, A. Gygax (2012): Flora Helvetica. 5. Aufl. Haupt-Verlag, Bern, 1656 S.

Laudert, D. (1999): Mythos Baum. 2. Aufl. BLV Verlagsgesellschaft, München, 224 S.

Madaus, G. (1979): Lehrbuch der biologischen Heilmittel. Band I–III. 2. Aufl. Georg Olms Verlag, Hildesheim.

Marcet, E. (1968): Unsere Gehölze im Winter. Verlag Hallwag, Bern, 88 S.

Rätsch, C. (1999): Enzyklopädie der psychoaktiven Pflanzen. AT-Verlag, Aarau, 940 S.

Raven, P. H., R. F. Evert, C. Helena (1988): Biologie der Pflanzen. 2. Aufl. Walter de Gruyter, Berlin, 764 S.

Roloff, A., A. Bärtels (2014): Flora der Gehölze. 4. Aufl. Verlag Eugen Ulmer, Stuttgart, 911 S.

Roth, L., M. Daunderer, K. Kormann (1994): Giftpflanzen Pflanzengifte. 4. Aufl. Nikol Verlagsgesellschaft, Hamburg, 1090 S.

Ryffel, J. (2005): Gemmotherapie: Die Knospentherapie aus Frankreich. Phytotherapie 3, 16–19.

Saller, R., J. Reichling, D. Hellenbrecht (1995): Phytotherapie; klinische, pharmakologische und pharmazeutische Grundlagen. Karl F. Haug Verlag, Heidelberg, 483 S.

Schönfelder, I., P. Schönfelder (2004): Das neue Handbuch der Heilpflanzen. Franckh-Kosmos Verlags-GmbH, Stuttgart, 502 S.

Schulz, B. (2013): Gehölzbestimmung im Winter mit Knospen und Zweigen. 2. Aufl. Verlag Eugen Ulmer, Stuttgart, 360 S.

Schwyter, H. (2014): Gemmotherapie: Die Kraft der Knospen [beim Autor].

Steiner, B. (2014): Götterwohnungen. Schwabe AG, Verlag Johannes Petri, Basel, 358 S.

Steingassner, HM. (2005): Gemmotherapie – Phytotherapie – Mineralientherapie. Verlag Maudrich, Wien.

St. Exupéry, A. de (2009): Die Stadt in der Wüste. Karl Rauch Verlag, Düsseldorf.

Tétau, M., D. Scimeca (2011): Rajeunir nos tissus avec les bourgeons. 2ème éd. Guy Trédaniel, Paris.

Větvička, V. (1995): Dausiens's großes Buch der Bäume und Sträucher. Verlag Werner Dausien, Hanau, 308 S.

Vonarburg, B. (1996): Homöotanik; farbiger Arzneipflanzenführer der klassischen Homöopathie. Band I–IV. Karl F. Haug Verlag, Heidelberg.

Weiss, R. F. (1982): Lehrbuch der Phytotherapie. 5. Aufl. Hippokrates Verlag, Stuttgart, 399 S.

HIER KÖNNEN SIE WEITERLESEN

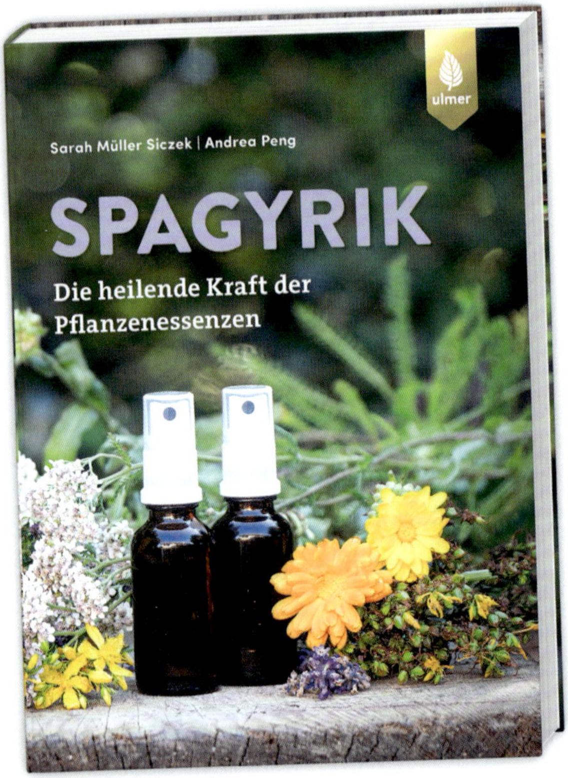

Spagyrik ist eine uralte Heilmethode der Naturheilkunde – die Heilpflanzen werden nach Methoden der Alchemie aufbereitet. Die ganzheitliche Betrachtungsweise der Krankheit und der Heilpflanzen passt ideal in die heutige hektische Zeit. Dieses Buch führt Sie Schritt für Schritt an die Grundlagen der Spagyrik heran. Im ausführlichen Selbsthilfekapitel erhalten Sie detaillierte Informationen zu Beschwerden und Verwendung spagyrischer Essenzen. 70 liebevolle Pflanzenporträts bringen Ihnen die besonderen Eigenschaften und die Anwendungsgebiete der spagyrischen Heilpflanzen nahe. Sarah Müller Siczek und Andrea Peng sind erfahrene Referentinnen für Heilpfl anzenkunde, Spagyrik und Gemmotherapie.

Spagyrik. Die heilende Kraft der Pflanzenessenzen. S. Müller Siczek, A. Peng. 2022. 224 Seiten, 106 Farbfotos, 2 farbige Zeichnungen, 1 Tabelle, geb. ISBN 978-3-8186-0958-0.

DIE KRAFT DER HEILPFLANZEN

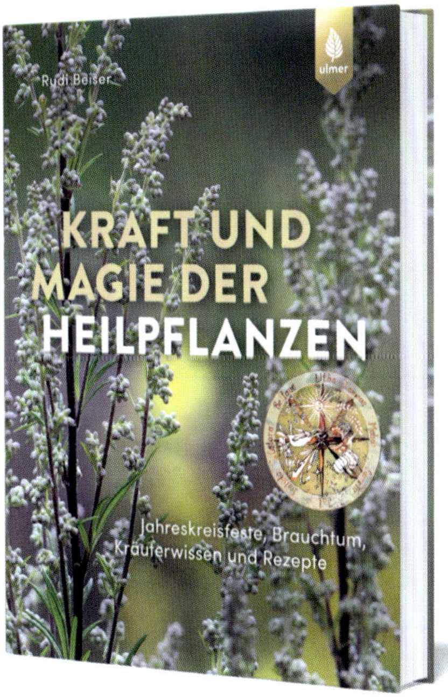

Lassen Sie sich in die geheimnisvolle Welt unserer Heilpflanzen entführen. Das Wissen um Pflanzenmagie und Kräuterbrauchtum ist uralt und existiert noch heute. Heilpflanzen-Experte Rudi Beiser stellt neun ausgewählte magische Pflanzen vor, die Heilmethoden und Zauberwissen unserer Vorfahren wieder aufleben lassen. Alte Pflanzenrituale und Aberglaube werden spannend erklärt, gedeutet und eingeordnet.

Kraft und Magie der Heilpflanzen. Jahreskreisfeste, Brauchtum, Kräuterwissen und Rezepte. Rudi Beiser. 3. Auflage 2023. 256 Seiten, 13 Farbfotos, 133 farbige Zeichnungen, geb. ISBN 978-3-8186-2048-6.

Heilpflanzenexpertin Ursel Bühring porträtiert 82 Heilkräuter und ihre Wirkung. Sie stellt das Wirkspektrum sowie die offizielle medizinische Anwendung vor, dazu Geschichte und Botanik der Heilpflanzen. In jedem Porträt finden Sie Rezepte aus der Phytotherapie. Tees, Salben, Tinkturen und Wickel – lernen Sie die vielseitigen Anwendungen kennen. Im umfangreichen Kapitel über häufige Krankheiten und Beschwerden erhalten Sie eine Fülle von Ratschlägen aus der Naturheilkunde und viele weitere Heilpflanzenrezepte.

Alles über Heilpflanzen. Erkennen, anwenden sund gesund bleiben. U. Bühring. 5., akt. und erw. Auflage 2020. 432 Seiten, 230 Farbfotos, 82 farbige Zeichnungen, geb. ISBN 978-3-8186-0410-3.

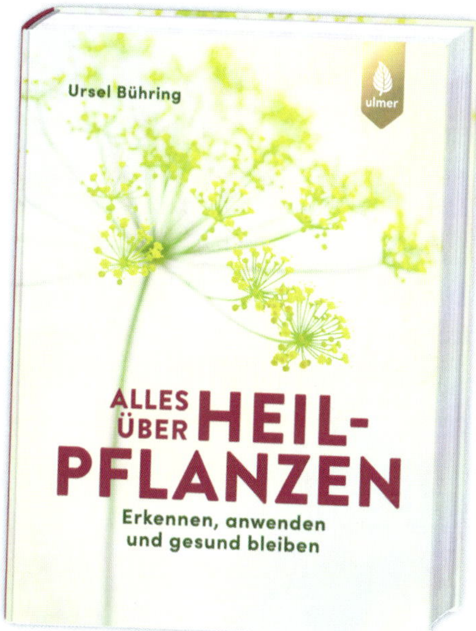

BILDQUELLEN

Die Fotos, auch das Umschlagfoto, stammen von Patrick Baumann mit Ausnahme der Folgenden:
Bichsel, Markus: S. 146 M., Klappe außen hinten oben
Brönnimann, Caroline: Klappe außen hinten unten
Ekaterina Cherezova/Shutterstock.com: S. 13
Hecker, Frank: S. 143, Klappenfotos innen (20), jeweils oben im Zweierblock, bis auf:
Bellmann, Heiko/Frank Hecker: Klappe innen hinten r.3.v.o.
mauritius images: Klappe innen hinten 2. Sp.v.r., 2.v.u.
Zoonar/Himmelhuber: Klappe innen hinten 2. Sp.v.r., 2.v.u.
Zoonar/Himmelhuber: Klappe innen hinten r.o.

Schuster, Gerhard: S. 9, 10, 38 l., 46 l., 48 l., 50 l., 52 l., 54 l., 56 l., 58 l., 66 l., 72 l., 74 l. (= Klappen innen vorne l.2.v.o., 2.Sp.v.l.3.v.u., 2.Sp.v.l.u., 2.Sp.v.r.2.v.o., 2.Sp.v.r.3.v.u., 2.Sp.v.r.u., r.2.v.o., r.3.v.u., Klappen innen hinten r.u., 2.Sp.v.l.u., 2.Sp.v.r.2.v.o.)
Ventin/Shutterstock.com: S. 146 u.
Vetter, Ina: S. 26 (9)
Die Zeichnungen der Knospenzweige fertigte Susanne Dinkel, Reutlingen.

HAFTUNGSAUSSCHLUSS

Autorinnen und Verlag bemühen sich sehr um aktuelle, richtige und zuverlässige Angaben. Fehler können jedoch nicht vollständig ausgeschlossen werden. Eine Garantie für die Richtigkeit der Angaben kann daher nicht gegeben werden. Haftung für Schäden und Unfälle wird aus keinem Rechtsgrund übernommen.

ANMERKUNG ZUR SCHREIBWEISE (GENDERING):

Gendergerechtigkeit und Inklusion sind bei uns gelebte Praxis – bei der Auswahl unserer Themen, bei der Recherchearbeit, in der Gestaltung. Unsere Texte meinen alle. Damit unsere Inhalte jedoch gut lesbar bleiben, verzichten wir in diesem Werk auf die jeweilige Mehrfachnennung oder Anpassung der Schreibweise bestimmter Bezeichnungen an die weibliche, männliche oder diverse Form.

Dank

Bei unserer Arbeit hat uns unsere Lektorin Susanne Schimmer (manuskriptwerkstatt) vom ersten Tag an ganz wunderbar – nämlich sehr tatkräftig und aufmunternd – unterstützt. Ihr wie auch Gabriele Müller (Agentur con.ziel) sowie Ina Vetter und Helen Haas (Verlag Eugen Ulmer) gilt unser aufrichtiger Dank.

Bibliografische Information der Deutschen Nationalbibliothek

Die Deutsche Nationalbibliothek verzeichnet diese Publikation in der Deutschen Nationalbibliografie; detaillierte bibliografische Daten sind im Internet über http://dnb.d-nb.de abrufbar.

Wollgrasweg 41, 70599 Stuttgart (Hohenheim)
E-Mail: info@ulmer.de
Internet: www.ulmer.de
Projektleitung: Ina Vetter, Helen Haas
Lektorat: manuskriptwerkstatt, Susanne Schimmer
Herstellung: Stephanie Haun
Umschlagentwurf: red.sign, Stuttgart: Anette Vogt
Innenlayout und DTP: Atelier Reichert, Stuttgart
Reproduktionen: time:ray, Jettingen
Druck und Bindung: Westermann Druck, Zwickau
Printed in Germany

ISBN 978-3-8186-1450-8

MIX
Papier | Fördert gute Waldnutzung
FSC® C110508
FSC www.fsc.org